耳を鍛える新習慣
聞こえにくいなら聴きなさい

聴力リセット

八島隆敏
大森耳鼻咽喉科院長
東京医科歯科大学
臨床教授

飛鳥新社

聴こえ方のセルフチェック

思い当たる項目にチェックをつけてみましょう。

- □家族にテレビの音が大きいと言われたことがある。
- □会話中に聴き返すことが多い。
- □自分の話し声が大きいと言われることがある。
- □病院などで名前を呼ばれても気づかないことがある。
- □ガヤガヤした場所で会話をするとよく聴こえない。
- □女性の声や小さな子どもの声が聴き取りにくい。
- □体温計や家電製品のピピッという電子音が聴き取りにくい。
- □小雨が降る音がよく聴こえない。
- □ビールや炭酸のシュワーッという泡の音が聴こえない。
- □蚊のプーンという羽音が聴こえない。

ひとつでも思い当たる項目があれば、耳の聴こえが悪くなっている可能性があります。

音を出して両耳の聴こえ方を確認してみましょう

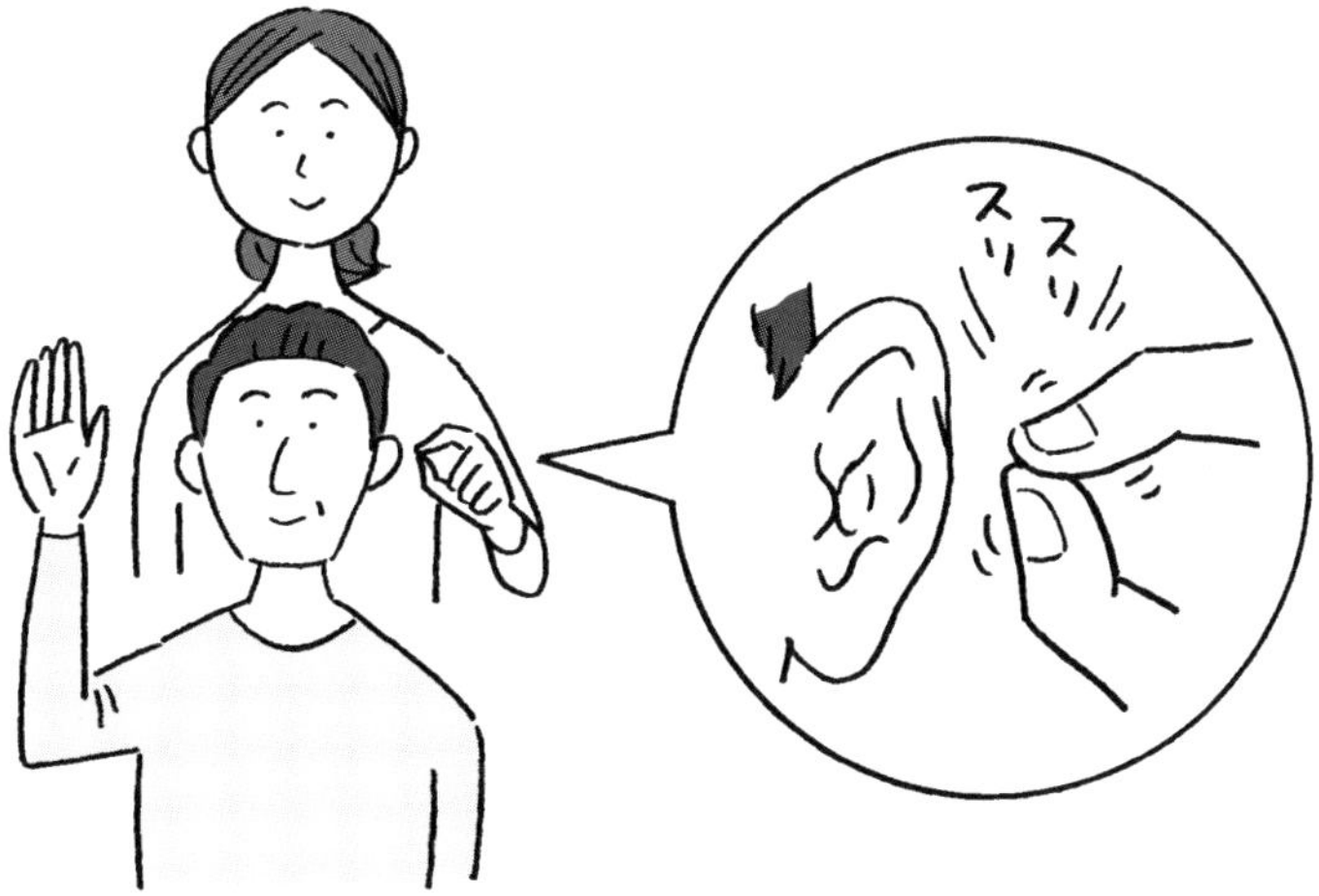

ひとりの場合

耳の真横5㎝くらいの距離で親指と人さし指を4～5回こすって音を出します。片側ずつ行ってください。カサカサという摩擦音が聴こえるかを確認します。

同居家族がいる場合

背後に立ってもらい左右ランダムに耳の真横5㎝のところで指こすりをしてもらいます。指が見えないように目をつむり、左右どちらで聴こえるかを確認します。

※聴こえ方のチェックをするときはできるだけ静かな部屋のなかで行ってください。

はじめに

聴こえ方のチェックをしてみていかがでしたか？

「ちゃんと聴こえていると思っていたのに……」という方が多いと思います。もし視力が悪くなれば「テレビが見えづらい」「本の文字がかすんで読みにくい」と気づきますよね。しかし、耳の聴こえは徐々に遠くなっていたとしても、テレビのボリュームを上げたり、相手に聴き返して再確認できるので、あまり生活に不自由を感じることがありません。そのため、「耳が遠くなって不便だ」と感じたときには、すでに重度の難聴になっていることが少なくないのです。「聴こえにくさ」は自覚しにくいことに加え、聴力検査を受ける機会が少ないこともあり、難聴の発見が遅れてしまうのです。

耳は年齢とともに衰えていき、70代以上になると2人に1人は耳の聴こえが悪くなります。今の時代は60歳を過ぎても元気に働いている方が大勢いらっしゃいますが、もし耳の聴こえが悪いまま放置していると、仕事にも人間関係にも支障をきたしてしまいます。特に今はコロナ禍でマスクやアクリル板越しの会話が多いため、耳の聴こえが悪い人にとっては不利な状況です。

よく聴こえないと「えっ？」と聴き返したり、「もう1回言ってもらえますか？」とお願いしたりすることになり、気が引けますよね。かといって適当に相づちをして聴こえたふりをすれば、大事なことを聴き損ねてしまう可能性がありますし、それによって重大なミスをして信用を失うこともあります。また、声をかけられても聴こえが悪いと気づけないので「無視された」と誤解されてしまうことも。

「聴こえにくさ」は仕事や人間関係でのトラブルを招くだけでなく、認知症になるリスクが高くなると言われています。世界的な医学誌「ランセット」のなかで2020年に発表された論文では、認知症の約40％は高血圧やうつ病、糖尿病など予防可能な12の危険因子によって起こると考えられ、最大の危険因子が難聴であると指摘されています。また、厚生労働省の認知症施策推進総合戦略でも難聴は認知症の危険因子にあげられています。

耳から入ってくる言葉や音は脳に伝えられてはじめて「聴こえた」と感じます。その際、耳から入る言葉や音の刺激は脳の働きを大いに活性化させます。そのため、耳の聴こえが悪くなると、耳から脳に入ってくる刺激が減ってしまうので連動して脳の働きも衰えてしまうのです。

また、相手の話が聴き取れないと会話をするのがおっくうになってしまいます。するとコミュニケーション能力が低下して脳がどんどん衰えていくので、認知症になる危険性が高まってしまうのです。

補聴器をつけて聴こえるようになると、趣味を楽しめるようになった、夫婦仲がよくなった、積極的に外出するようになったという患者さんが多くいらっしゃいます。それだけ耳からの情報は私たちの生活に大きく関係しているのです。

でも、ご安心ください。あまり知られていませんが、耳も筋トレをするように意識的に鍛えることができるのです。本書ではそれを「聴力リセット」と総称しています。八島式のオリジナルメソッドは非常に簡単で、誰でもすぐに実践できます。筋トレのように汗水たらしてがんばることなく、日々の生活のなかで楽しみながら耳を鍛えられ、難聴&認知症予防につながります。鍛えるなかで「聴こえ」に対して、意識を変えていってほしいと考えています。みなさんの多くは「聴こえ」に対して無頓着です。今までの考えをリセットする、その意味も含め「聴力リセット」と呼ぶことにしました。

私も医師という職業柄、患者さんの話を聴きもらすわけにはいかないので、聴力を衰えさせないように日々、耳を鍛えています。本書では私が毎日実践して効果を実感している「聴力リセット」の方法論をご紹介いたします。

「聴こえにくいかも」と感じはじめているシニア層だけでなく、「はっきりと聴こえるから大丈夫」と思っている中年層の方たちにもぜひ実践していただき、ひとりでも多くの方が聴く力を鍛え、人生を謳歌していただければうれしい限りです。

八島隆敏

第3章 健康寿命をのばす 耳と脳のセルフケア

第4章 耳のことを知りたいなら耳鼻咽喉科に行こう

第1章

「聴こえにくい」は気づかないうちに進んでいます

コロナ禍で聴く力が衰えています

世界的に猛威をふるっている新型コロナウイルス感染症により、生活が大きく変わりました。マスクが欠かせなくなり、密を避けるために人と距離をとり、友人と会う機会も減りましたね。ひとり暮らしの高齢者は、外出が減り1日誰とも接することなく過ごしている人が多いかもしれません。私の病院でも、最初の緊急事態宣言明けにいらした患者さんで「声の出し方を忘れてしまった」「人と会話をするのは久しぶりです」という方が何人もいらっしゃいました。高齢者施設でも家族と面会ができず、認知症が進んだというケースもあるようです。

現役世代でも外出自粛やリモートワークにより、コミュニケーション不足になっています。**人と会う機会が減れば、それだけ会話をすることがなくなり「声を聴く」ことが減ります。**マスクやアクリル板越しの会話は聴き取りにくく、**耳から入ってくる情報が以前よりも少なくなっているのです。**動画やテレビで音を聴く機会はありますが、聴き流している状態が多く、会話のように集中して聴くことは減っているのが現状です。

聴くことが減っている一方で、**聴こえにくさを実感される方が増えています。**今まででは多少聴き取りにくくても、口の動きや身振り手振りで情報を得ることができましたが、マスクをしていると見当がつかず「聴こえにくさ」を自覚するのです。ソーシャルディスタンスを保つために距離も離れていますから、軽度の難聴でも不自由を感じることになります。

オンライン会議ではスピーカーのボリュームを上げることができ、マスクをしていないことが多いですから「聴こえにくさ」に気づきにくいかもしれませんね。

鼻炎や風邪の症状でいらした40～50代の患者さんから「最近、聴き間違いが多くなった」「テレビの音量を上げないと聴こえなくなった」「電話の声が聴き取りにくい」という訴えが増えたような気がします。

マスクをしているから声がこもって聴き取りにくいのは仕方ないと放っておくと、聴こえにくさが進んでしまう恐れも。聴き返すことが増えたと感じたら、マスクのせいにせず、早めの受診をおすすめします。

「聴こえにくい」は気づきにくいからやっかい

喉が痛い、咳がとまらない、鼻水が出るといった風邪の症状はわかりやすく、熱が上がれば病院へ行きます。視界がぼやけるようになれば眼科を受診するのではないでしょうか。こういったわかりやすい症状に対しては、みなさん敏感に反応をするのですが、「聴こえ」に関しては、深刻にとらえない人が多いように感じます。

スイッチがパチンと落ちるように耳が突然聴こえなくなればすぐに気づくでしょう。しかし、**加齢性の難聴は音量が徐々に絞られていくように年月とともに音が聴こえなくなっていくので、実際はかなり聴こえにくくなっていても、その状態に慣れてしまい、自分ではなかなか気づくことができないことが多い**のです。

会議や友人とのおしゃべりで、相手の声が聴き取りにくかったとしても、「声が小さい人なのかな」「まわりの音がうるさいからかな」と自分の聴こえが悪くなっているのではなく、相手や環境のせいにしがちです。メールなど文字でのやり取りが増えているので、会話をすること自体が少なくなり、「聴き取りにくい」「聴こえにくい」ことに気づく機会も減っています。ひとり暮らしであればなおさらです。テレビのボリュームを上げたとしても、「音が大きくない？」と指摘してくれる人もいません。

気づかないうちにどんどん聴こえの悪さは進行しているかもしれません。そこで、

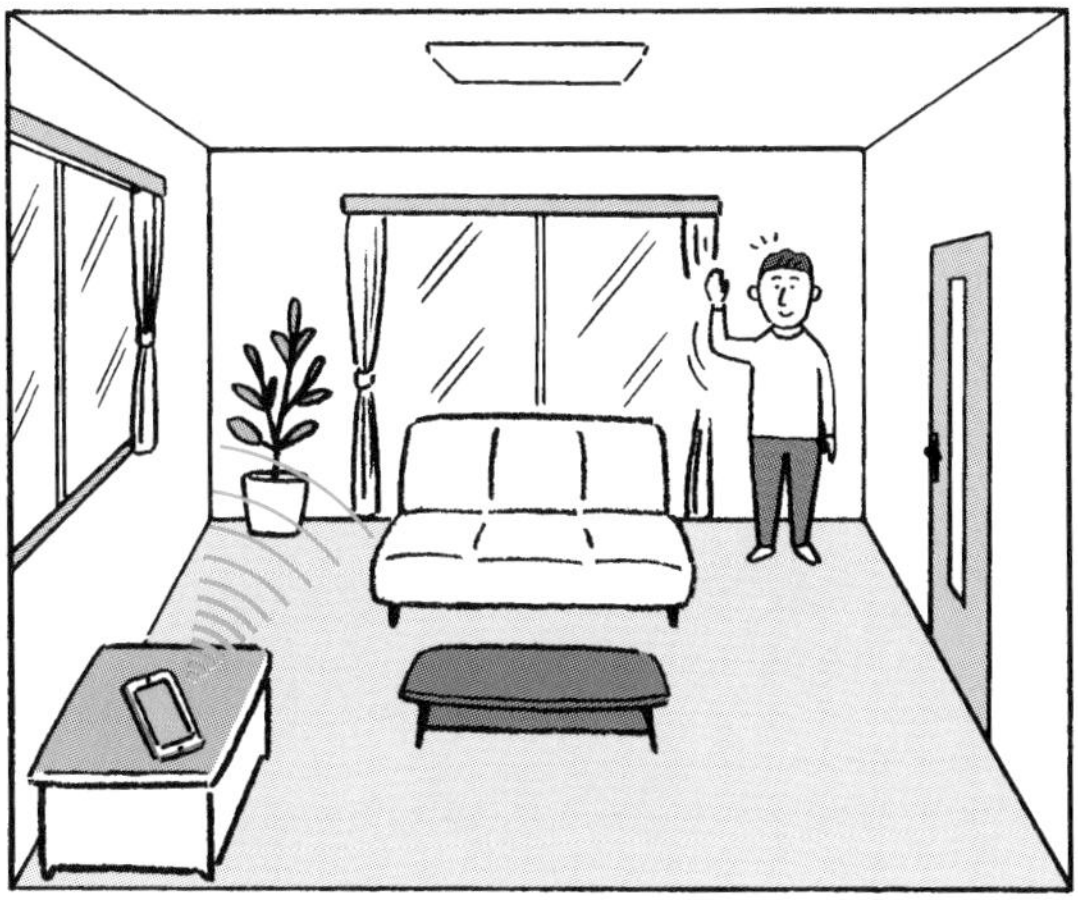

定期的に自分でも聴こえのチェックをしてみましょう。３ページで紹介した方法以外にも一定の音が鳴る機器を使って、チェックができます。スマートフォンのアラーム音を鳴らし、離れたところから同じように聴こえるかを１カ月に１回確認してみましょう。音量、スマートフォンを置く場所、聴く場所は常に同じにしてください。また、聴く時間も変えないことが大切です。音は温度や湿度によっても変わるので、１００％正確には確認できませんが、ひとつの指標になります。

年だから聴こえにくいのは仕方ない？

今は元気なシニアの方々が大勢いらっしゃるので、難聴や認知症といわれても自分ごとと思わずに「まだ先のこと」と考えている人も多いかもしれません。しかし、耳は高齢になってから急に悪くなるわけではなく、加齢とともに右肩上がりで少しずつ悪くなっていきます。

国立長寿医療研究センターの「老化に関する長期縦断疫学研究」では、65歳以上から難聴が急増し、75〜79歳の男性の71％強、女性の67％強が難聴でした。少なくとも**団塊世代の3人に2人は難聴になっている**という結果が出ています。

難聴や認知症は、かなり高齢になってからのことと思われがちですが、実は40代からそのリスクはどんどん高くなっています。私のクリニックにも、健康診断の聴力検査で高音がよく聴こえず「要精査」と診断されて受診される40代〜50代の方がいらっしゃいます。**なかには50代前半で補聴器が必要になる人もいます。**

私のテニス仲間にも、50代前半で「実は最近どうも耳がよく聴こえないことが多くて……」とお悩みの方がいました。

その方は私が耳鼻科医ということを知っていたので、こっそり悩みを打ち明けてくれたのですが、多くの人は40～50代で耳の聴こえに不安を感じていても、なかなか人に言えません。耳が遠い年寄りだと思われたくないために、つい虚勢を張ってしまうことが多いのです。私自身も同じような年齢なので、「自分は耳も頭もまだまだ若いはず！」と思いたい気持ちはよくわかります。

しかし、耳の聴こえや音に対する反応の衰えは、日常生活でも仕事でも大きな支障をきたします。少しでも耳の衰えを感じたら「まだそんな年齢じゃない」と安易にスルーしてはいけません。

年代別の難聴者の割合

難聴は65歳以上から急増。
70代後半になると、男女ともに7割近くが難聴という結果に。

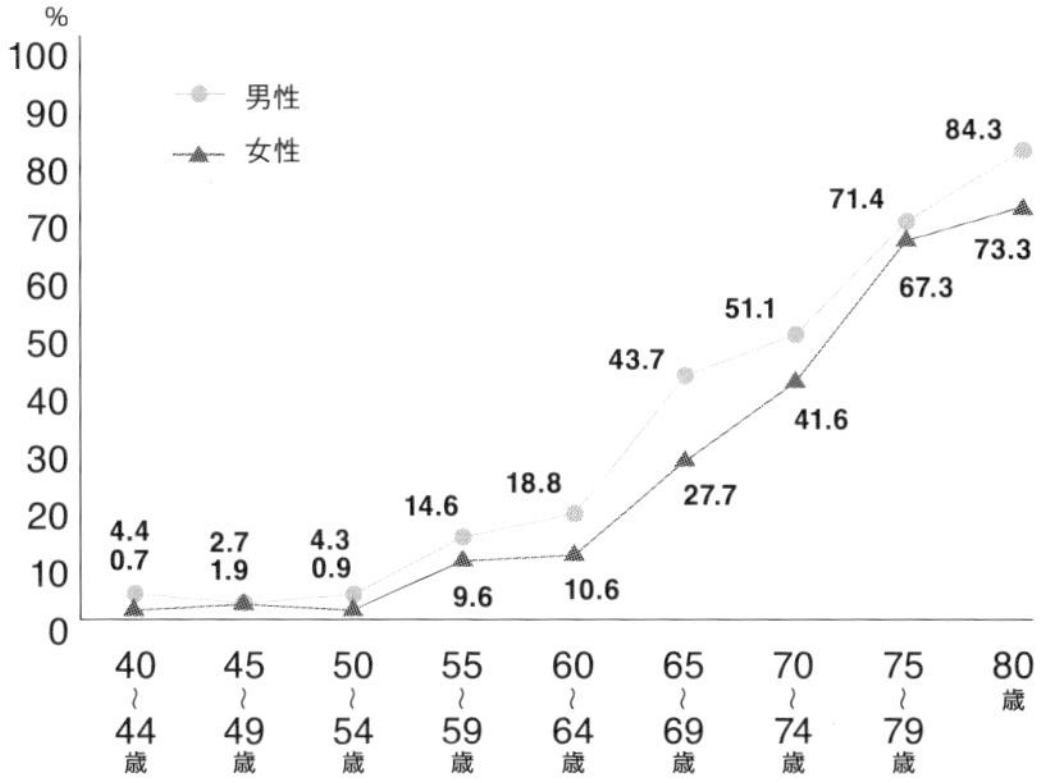

出典：内田育恵他「日本老年医学会雑誌」49巻2号 P.222-227

そもそも「聴こえる」とはどういうこと？
～耳の仕組み～

難聴というと、耳だけが悪くなっていくと思われがちです。しかし、私たちは音を耳だけを使って聴き分けているわけではありません。**耳から脳に伝わって初めて、「聴こえている」と感じるのです。**この仕組みを簡単にご説明します。

まず、耳は表面に見える部分を「耳介《じかい》」といい、耳介から奥に向かって「外耳」「中耳」「内耳」と3つに大きく分けられます。

音とは正確にいうと空気の振動ですが、この振動は耳介で集められ、外耳にある「外耳道」を通り、「鼓膜」に届きます。鼓膜まで振動が伝わっても、まだ脳は「聴こえた」とは感じません。

振動は、鼓膜につながっている3つの骨「耳小骨《じしょうこつ》」を経て、大きく増幅されます。増幅された振動は、内耳にあるカタツムリの殻のような渦巻き状の「蝸牛《かぎゅう》」に伝わります。蝸牛の中はリンパ液で満たされており、伝わってきた振動がこのリンパ液をゆ

耳の内部構造

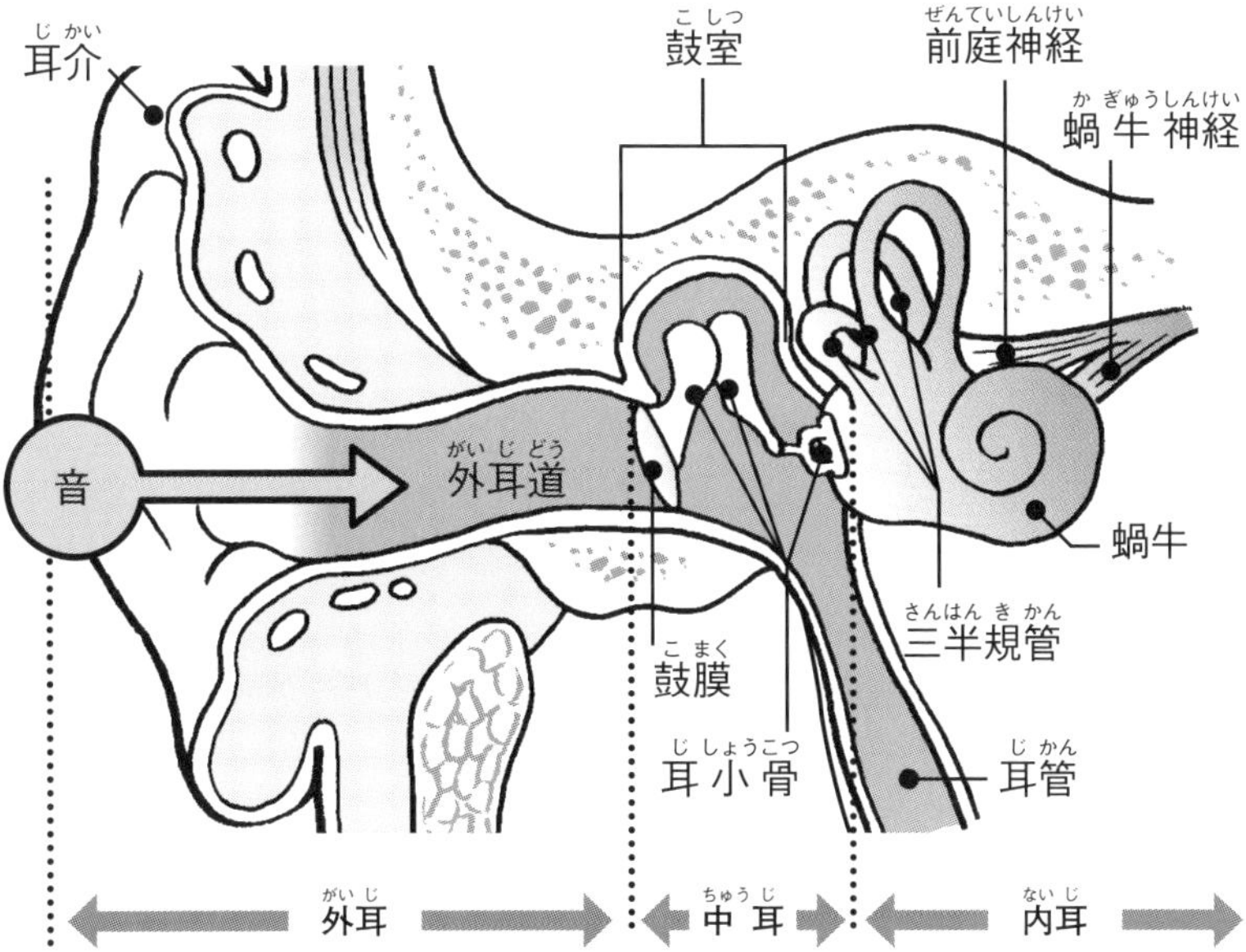

蝸牛の内部構造

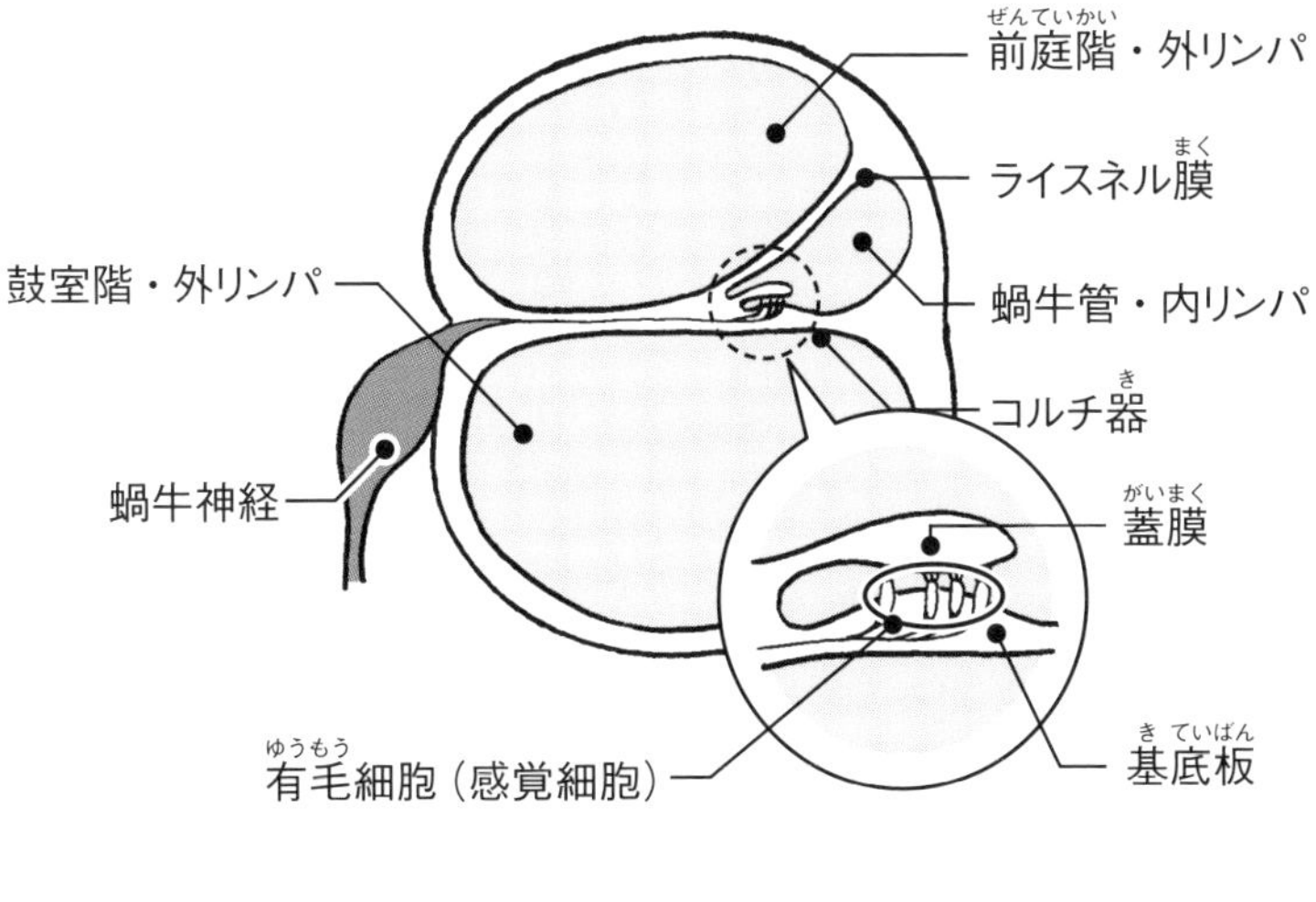

らします。すると、蝸牛の中の「有毛細胞」がゆれを感知して、電気信号に変換します。この電気信号は「蝸牛神経」を伝って、大脳の聴覚野に到達します。ここで初めて、「聴こえる」と感じます。

そして「音が聴こえた」と認識するだけでなく、それが何の音なのかを聴き分けています。それによって「電話が鳴っている」「風の音が強い」など、ほかの情報と合わせてどんな音がどんなふうに聴こえるのか認識できるのです。私たちの耳と脳はこんなにも複雑な連携プレイによって、さまざまな音を聴き分けているのです。

このとき、**耳から入ってくる音の情報は、脳を刺激していろいろな情動を呼び覚まします。**例えばゆったりとしたやさしい音楽を聴いて「ほっとするような心地よい響きだな」と思うこともあるでしょう。逆に「ザワザワうるさくて不快だ！」とイライラするかもしれません。そんなふうに、「音」としての情報だけを認識するのではなく、その情報が脳を刺激してさまざまな感情を生み出すのです。

また、耳から入ってくる情報を聴き分けることで、思考も働きます。パトカーのサイレンの音が聴こえてきたときに、「パトカーの音」という情報から「何か事件かな」と次の思考につながります。耳から入る情報が減れば、それだけ脳が衰えるのです。

高い音から聴こえにくくなります

音は、内耳の蝸牛というカタツムリに似た渦巻き状の器官の中にある「有毛細胞」が感知します（P19「耳の構造図」を参照）。

有毛細胞は音をキャッチするアンテナのような役割を担っています。電子顕微鏡で見ると一目瞭然なのですが、若いときにはこの有毛細胞がきれいに生えそろっています。ところが、有毛細胞は低い音を感知する細胞よりも、高い音を感知する細胞のほうが早く劣化して機能を失ってしまいます。そのため、**加齢とともに高音をキャッチするアンテナが減ってしまい、高い音が徐々に聴き取れなくなる**のです。

加齢性の難聴は進行すると、高い音だけでなく、低い音もだんだん聴こえなくなっていきます。これは老化の一種なので、劣化した細胞を若いときとまったく同じ状態に生えそろわせることはできません。

年齢が上がるとともに高い周波数の音が少しずつ聴こえにくくなります。50～60代以上になると、４０００ヘルツ～８０００ヘルツの音も聴き取りにくくなってきます。

高～重度難聴の有毛細胞

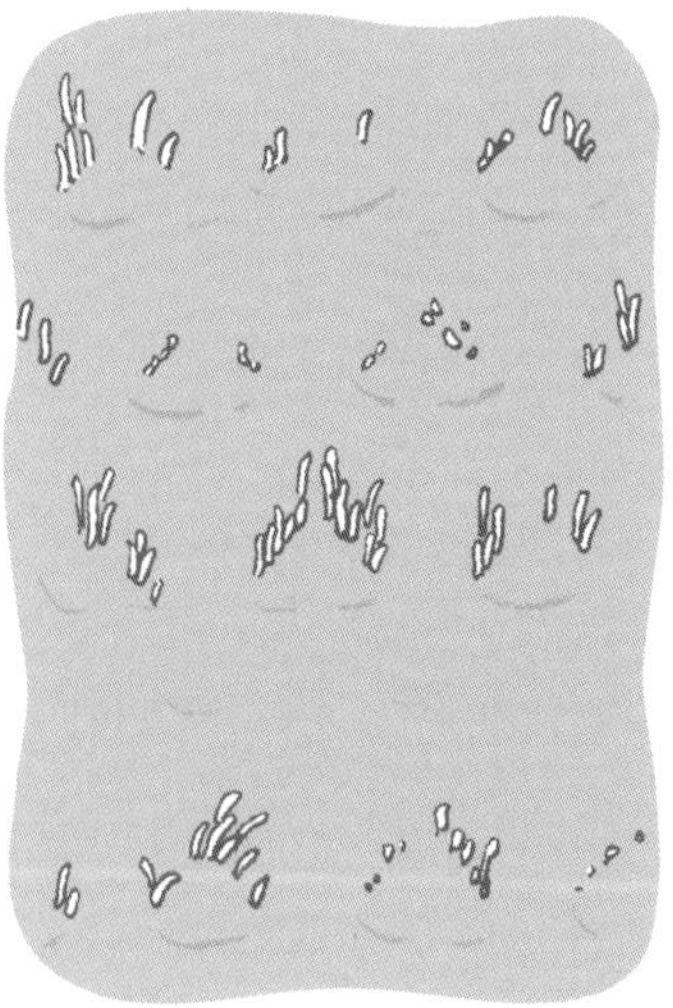

正常な有毛細胞

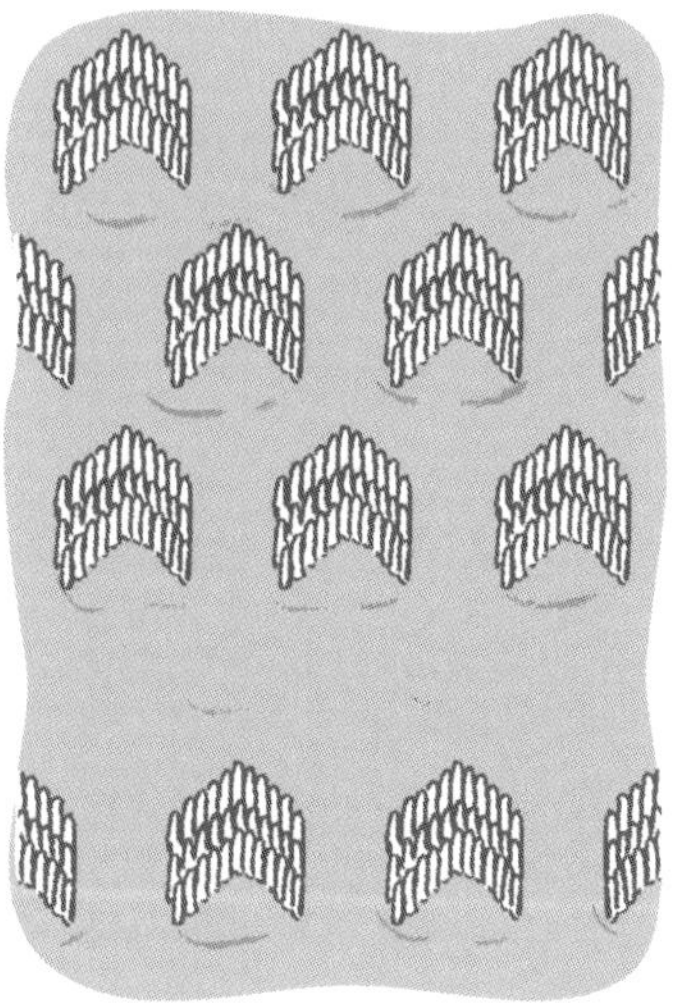

健康診断でいう高い音「4000ヘルツ」が聴こえなくなると、聴き取れない音が増え、社会生活で支障をきたすこともあります。

軽度の難聴になると、30デシベル程度の静かな話し声が聴き取れなくなります。周囲が小声で会話しているとき、内容がよく聴き取れないと、自分の噂話をされているような疑心暗鬼になることがあります。「最近、自分のことをヒソヒソ話しているような気がする」。もしそんなふうに感じることが多くなったとしたら、聴力が落ちて小さな音が聴き取れなくなっている可能性もあります。

難聴レベルの表

		程度分類（聴力レベル）	聴こえ方
0		正常（25dB未満）	聴き取りにくさは感じない
10			
20	雪の降る音 木の葉のこすれ音		
30	深夜の郊外 ささやき声	軽度難聴（25-39dB）	小さな声や、にぎやかな場所での会話が聴き取りにくいことがある
40	小雨の音 図書館内	中等度難聴（40-69dB）	普通の大きさの会話で聴き取りにくさや聴き間違いがある。騒音下での会話が厳しい
50	静かな事務所		
60	日常会話 自動車内		
70	セミの鳴き声 高速運転の車内	高度難聴（70-89dB）	非常に大きい声でないと聴き取れない。補聴器を装用しないと会話が厳しい
80	ピアノの音 走行中の電車内		
90	犬の鳴き声（直近） 怒鳴り声	重度難聴（90dB以上）	耳元で話されても聴こえないこともある。補聴器を装用しても聴き取れないこともある
100	地下鉄構内 プロの声楽家の声		
110	車のクラクション		
120	ジェット機のエンジン音		

耳鳴りは体からの「聴こえない」サイン

聴力の低下は気づきにくいのですが、実は体からＳＯＳのサインを発しています。「ジー」「キーン」「ピー」といった耳鳴りです。

爆音にさらされた後や、外耳炎などの病気で耳鳴りがすることもありますが、聴こえの悪さもひとつの原因です。**耳鳴りで受診した人の大半が聴こえにくさを感じています。**

ただ、音の感じ方が人それぞれのように、耳鳴りの感じ方にも個人差はあります。気にせず日常生活を送れる人もいれば、不快に感じてイライラしたり、気分が落ち込んだりする人もいます。苦痛に感じなければ、聴こえの悪さにもなかなか気づけないかもしれません。

では、なぜ耳鳴りが起こるのでしょうか。音が聴こえる仕組みでお話ししたように、耳から入った音は、電気信号として脳に伝わります。しかし、機能が低下していると電気信号が伝わりにくく、脳が一生懸命キャッチしようとがんばるからです。そのがんばりが「キーン」「ジー」といった音となってあらわれます。

耳の中で雑音が聴こえると思ったら、放置せずに耳鼻咽喉科を受診してください。難聴が進むだけでなく、**不快な音により不眠やうつに発展することがあります。**生活の質を維持するためにも、耳鳴りの症状を改善することが大切です。

残念ながら根治は難しいのですが、生活に支障がない程度に症状を軽減することはできるでしょう。

めまいが続く場合も、聴力低下の予兆かもしれません。内耳には平衡感覚に関係する三半規管や前庭があります。ふらつきやめまいの症状が頻繁に起こる場合は、メニエール病や突発性難聴の疑いもあるので、「そのうち治るだろう」と思わずに耳鼻咽喉科を受診してください。

仕事や人間関係のトラブルは聴こえにくさが原因かも

「静かな部屋は落ち着く」「家族の愚痴を聴かなくてすむから気が楽」と、少しくらい聴こえが悪くてもかまわないという人がいます。しかし、その聴こえの悪さが、他人に不快な思いをさせている場合もあります。

知り合いにあいさつをされても聴こえないために素通りしてしまい、「無視するなんて失礼な人！」と相手にあらぬ誤解を与えているかもしれません。

また、相手の声がよく聴こえないと、人は無意識に声が大きくなってしまい、相手には声を荒げて怒っているような口調に聴こえてしまいます。「機嫌が悪いのかな」「感じの悪い人だな」と思われて疎んじられているかもしれません。

よく聴こえないと、「え？」と何度も聴き返すことが多くなります。あるいは聴こえたふりをして適当な相づちを打つようになります。すると「この人とは会話が成り立たない」と思われ、必要なこと以外は話しかけられなくなってしまいます。

こうしたことが重なると楽しい会話ができなくなるので、しだいに人とのコミュニケーションを避けるようになります。

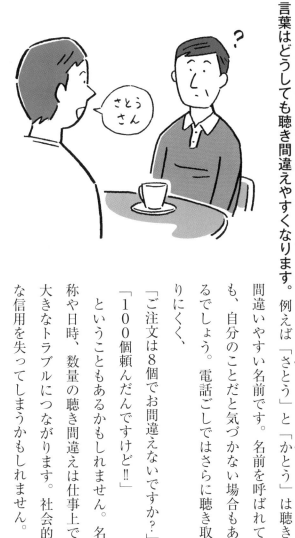

聴こえが悪くなると、聴き間違えも増えます。特に**「かきくけこ」「さしすせそ」「はひふへほ」「ぱぴぷぺぽ」などは高い周波数の音なので、これらの子音が含まれた言葉はどうしても聴き間違えやすくなります。**例えば「さとう」と「かとう」は聴き間違いやすい名前です。名前を呼ばれても、自分のことだと気づかない場合もあるでしょう。電話ごしではさらに聴き取りにくく、

「ご注文は8個でお間違えないですか？」

「100個頼んだんですけど‼」

ということもあるかもしれません。名称や日時、数量の聴き間違えは仕事上で大きなトラブルにつながります。社会的な信用を失ってしまうかもしれません。

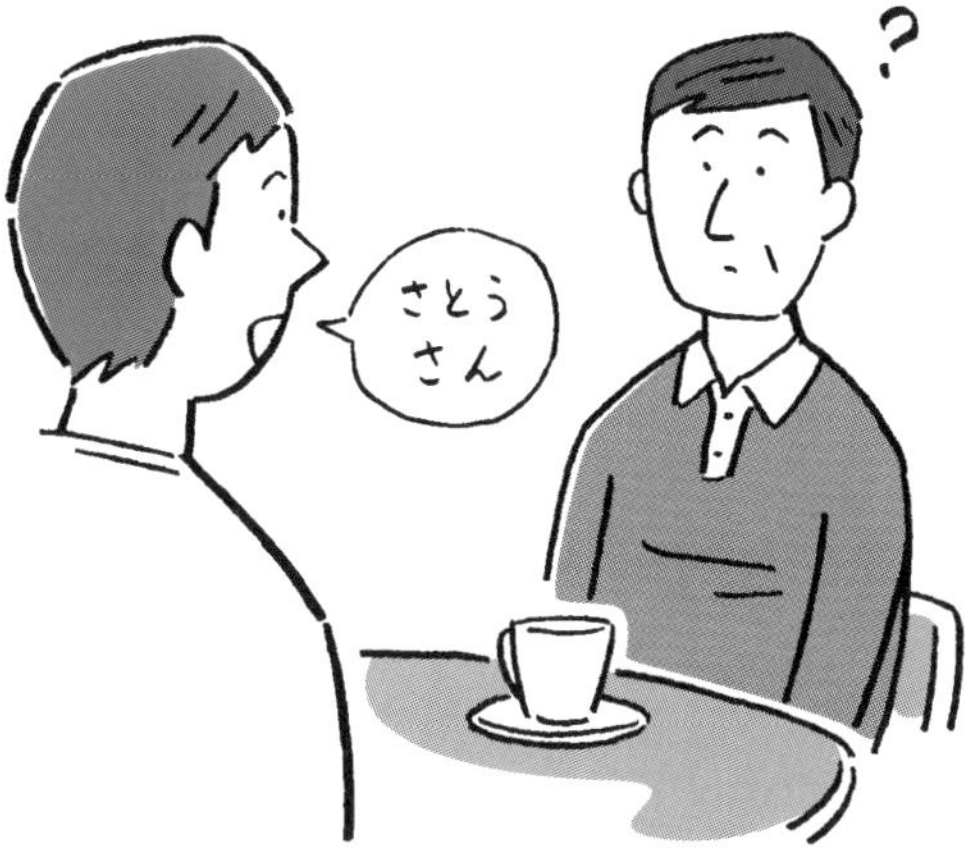

聴こえにくいとケガや事故のもと

2017年春、長崎県佐世保市で、耳の悪い67歳の女性が踏切で電車にはねられて亡くなられるといういたましい事故がありました。事故当時は踏切で警報音が鳴り、列車の運転士も警笛を鳴らしましたが、被害者の女性は耳が悪かったために気づかなかったようです。

運輸安全委員会の調査では、2014年以降に遮断機のない踏切で起きた死亡事故の約半数は被害者が聴覚障害者でした。いずれも踏切を横断中、列車が接近している音や警笛に気づかなかったのが原因とみられています。

歩行中、車のクラクションや自転車のベルに気づかず、後ろを振り返ったら車がいて聴こえの悪さに気づいた患者さんもいらっしゃいました。最近はハイブリッド車のモーター音が小さい傾向があるので、難聴者はよけいに気づきにくくなっています。

高齢者ドライバーによる交通事故も、聴こえが悪く周囲の音に気づきにくいことが原因のひとつにあげられています。

聴こえが悪いと、**転倒のリスクも高まる**といわれています。アメリカの研究報告では、難聴になると周囲の空間を正しく認識しにくいことから、難聴者は健聴者の約3倍も転倒した経験が多かったそうです。特に高齢者の場合は、転倒がきっかけで「入院」→「寝たきり」→「認知症」に陥るケースも少なくありません。

火事やガス漏れで報知器の音や、震災や洪水のときに流れる**防災放送に気づかず逃げ遅れてしまう場合があります。**東日本大震災でも津波警報が聴こえず、津波に巻き込まれてしまった方が多かったといわれています。

音がよく聴こえないということは、自分の命にもかかわる大きな問題なのです。

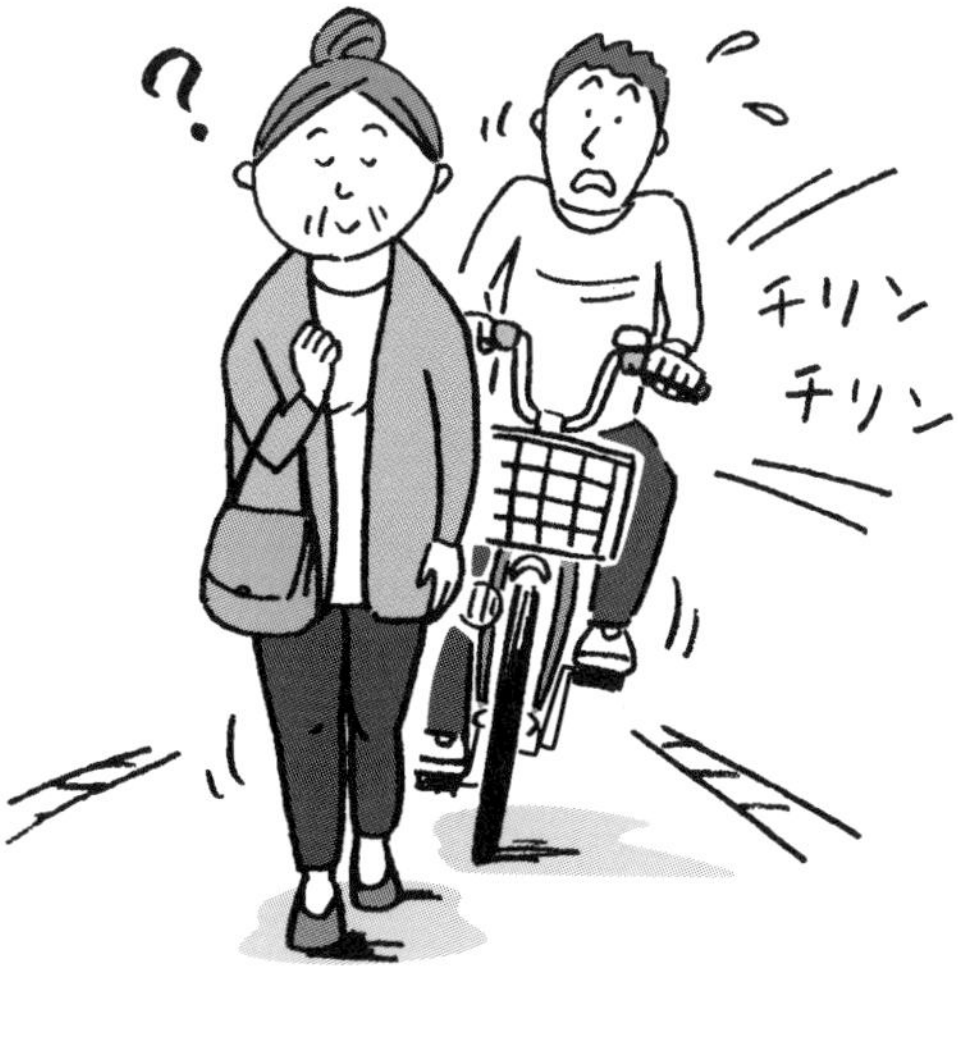

聴こえが悪くなると認知症になりやすいかもしれません

本書の「はじめに」でもお話ししましたが、２０１７年の国際アルツハイマー病会議で、ランセット国際委員会が「認知症の約35％は予防可能な９つの要因によって起こると考えられる。その中で**中年期以降の難聴が最大のリスク因子**になっている」と発表しています。２０２０年の追加報告によって、認知症の危険因子の割合は左図のように変化しています。

これらの予防可能な危険因子のうち、教育やうつ、社会的孤立などはいずれも難聴と関係があるので、中年期から難聴対策をするとかなりの効果が期待できます。

では、なぜ難聴になると認知症のリスクが高まるのでしょうか。

通常、難聴というと耳だけが悪くなっていると思われがちです。しかし、前述のように私たちは耳だけ使って音を聴いているわけではありません。**耳から脳に伝わってはじめて「聴こえている」と感じる**のです。

認知症の危険因子

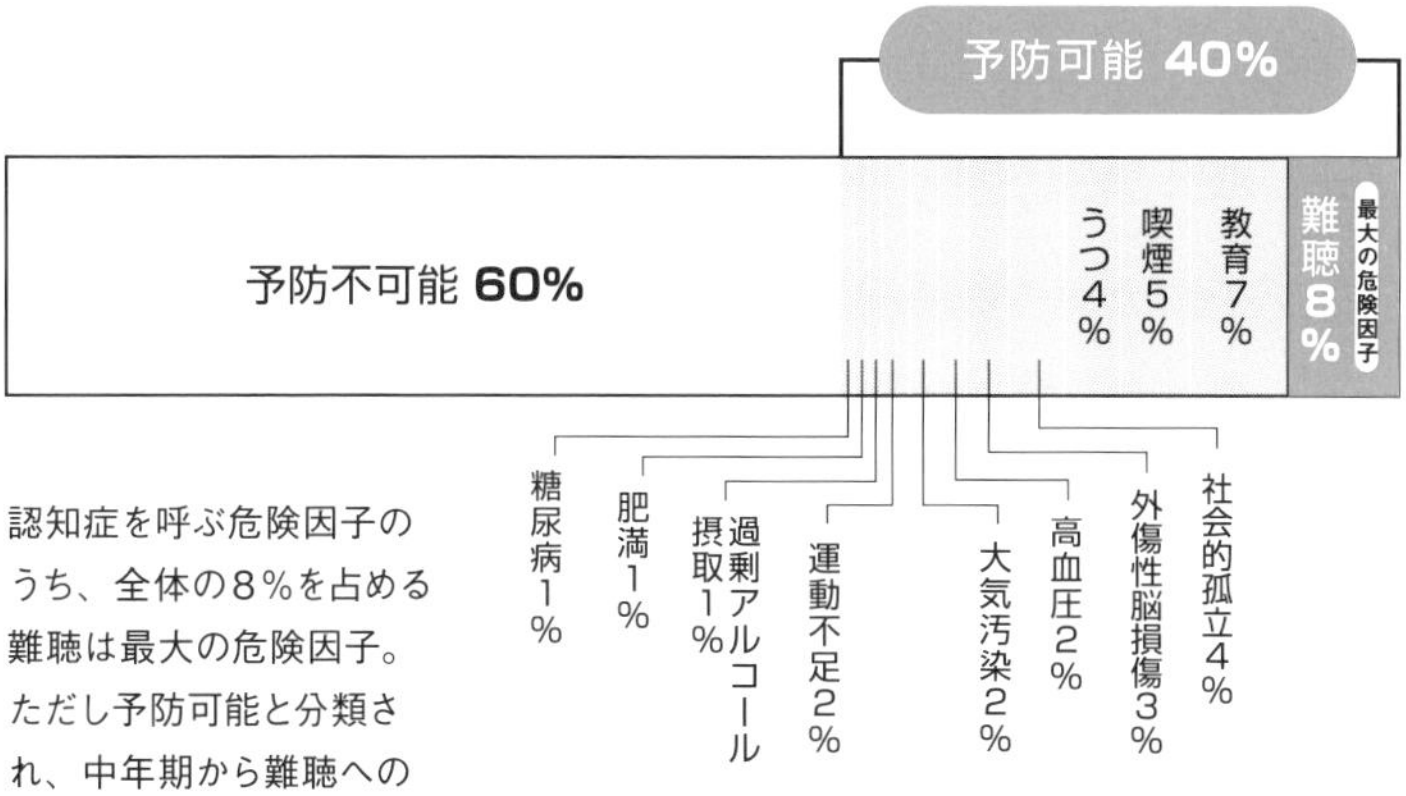

認知症を呼ぶ危険因子のうち、全体の８%を占める難聴は最大の危険因子。ただし予防可能と分類され、中年期から難聴への対策をするとかなりの効果が期待できる。

耳から入ってくる情報によって引き出される情動や思考は、脳を大いに活性化させ、認知機能を維持する役割を果たしています。

逆にいえば、聴こえが悪くなって耳から入る音の情報が減ると、そうした情動や思考の働きも減ってしまいます。すると脳の認知機能が衰え、認知症のリスクが高くなるのです。

聴こえが悪くなると会話がおっくうになるので、周囲とのコミュニケーションも少なくなります。会話は言葉のキャッチボールなので、脳の「入力」と「出力」の両方を同時に活性化させます。**会話が減れば、脳の入力機能や出力機能も衰え**

てしまうので、脳の萎縮や機能低下が進んでしまうのです。

コミュニケーションとひと言で言っても、会話によるコミュニケーションだけではありません。ＳＮＳ上でのやりとりのように、文字でもコミュニケーションは図れます。コメントを考えたり、文字を打ち込む作業も脳に刺激を与えます。

しかし、「おはよう」「今日は10分ほど遅れます」「了解です」といった短いコメントやスタンプのやりとりをする程度では、それほど脳は刺激されません。やはり対面や電話など音声を伴うコミュニケーションのほうが、脳の活性化に役立つのです。

なぜなら、音声を伴うほうが、圧倒的に情報量が多くなるからです。例えば、「おはよう」というひと言であっても、声を聴くと、その口調や声のトーンから「今日は声に張りがあって元気いっぱいだな」「なんだか気だるい感じだな。疲れているのかも」と、さまざまな思考が働いて脳が活性化します。また、文字よりも音声での会話は圧倒的にスピーディなので、その分、耳も脳も刺激されます。

音は目に見えないのであまり意識することがないかもしれませんが、**耳から入ってくる情報は、脳を活性化させる大きな原動力**になっているのです。

聴こえの低下が脳機能に及ぼす影響

聴力の低下 ◀ 会話の減少・引きこもりがち ◀ 脳への刺激が減る ◀ 脳の萎縮、機能低下 ◀ 認知症

コロナ禍の外出自粛が難聴の高齢者の認知症リスクに拍車をかけることが懸念されています。ただでさえ聴こえが悪いと出不精になりがちなのに、会食や会合などの機会が減ると、ますます会話が減って認知症になるリスクが高まってしまいます。

日本認知症予防学会の新型コロナウイルス感染症による認知症予防への影響についての調査では、高齢の回答者の約5割に「認知症の悪化」が見られたそうです。同学会では認知症を防ぐための提言のひとつとして、ソーシャルディスタンスを保ちつつ家族や友人との会話を楽しむことを推奨しています。

おうち時間が長いときこそ、電話でもかまわないので、できるだけ声による会話の機会を増やして耳と脳を活性化することが大切です。

若いからと安心できません！「スマホ難聴」が増加中

加齢による聴こえにくさは40代からはじまっていますが、10代～30代でも難聴になる恐れがあります。

加齢の難聴は内耳の機能低下がおもな原因ですが、若い世代では外耳・中耳の炎症から聴こえにくくなることがあります。病気によるものは、治療により改善できる可能性がありますので、できるだけ早く病院へ行きましょう。

近年、**スマートフォンの普及で危惧されているのが「スマホ難聴」**です。

スマートフォンで音楽を聴く場合、イヤホンを使いますよね。大きな音量で長時間聴き続けると、音を伝える有毛細胞がダメージを受けて聴こえにくくなる難聴のことです。「イヤホン難聴」ともよばれています。加齢性と同様に、**少しずつ進行していくため自覚しにくく、治療が遅れてしまいます。**騒音による難聴はすぐには発症しないので、今は問題がなくても、5年後、10年後に聴こえの悪さを感じはじめるかもしれません。

電車内で音がもれている人をみかけることがあるでしょう。電車の走行音で聴こえづらいからか、つい大音量で聴き続けてしまいますが、静かな場所に移動すると、あまりの爆音にびっくりするはずです。音もれがするほどの大音量は、耳への負担が大きく、若くても難聴になる恐れがあります。

WHOも世界の若者（12～35歳）たちが、スマートフォンや携帯型音楽プレーヤーによる難聴リスクにさらされていると警鐘を鳴らしています。イヤホンやヘッドホンで音楽を聴くときは、耳を守るために1日1時間未満の使用にする、音量を下げる、連続して聴かずに休憩をとることを推奨しています。

40～50代でも通勤中にイヤホンでオーディブックや音楽を聴いている人も多いでしょう。外からの音が聴こえる程度の音量にし、耳を守りながら音楽を楽しみましょう。

難聴対策が健康寿命をのばすカギ

ここまで、聴こえの悪さによって起こるさまざまなリスクの話をしてきました。一度失った聴力を戻すことは、残念ながらできません。しかし、発症の時期や進行のスピードを少しでも遅らせることはできます。

音を拾うマイクである「耳」の機能を高めることはできなくても、入ってきた情報を処理する「脳」を鍛えて力をのばすことは、私が提唱する「聴力リセット」で可能です。

「聴力リセット」はさまざまな音を聴いて、耳と脳を活性化させるメソッドの総称で、私が考えた造語です。

「リセット」というと、聴力が戻るイメージですが、意識して聴くことを怠けていた今までの生活をリセットするという意味があります。

また、耳や聴くことに対して無関心な方が多いので、その気持ちをリセットして聴くことに向き合ってほしいという願いもあります。

聴こえが悪くなると家族の間でも会話が減り、ひとりになる時間が増えます。外に出るのもおっくうになり、引きこもり状態になる場合も。家に閉じこもっていると運動不足になり、血行不良や筋力の低下で病気になるかもしれません。視覚と同じくらい聴覚は大切なものなのです。

人生１００年時代といわれています。50代から聴こえが悪くなったとして、まだ折り返し地点です。**いつまでも元気に過ごすためには、難聴対策が欠かせません。**「まだ大丈夫」「聴こえているから平気」「年をとれば仕方ない」と思わずに、これから紹介する「聴力リセット」をぜひ実践してください。聴こえやすくなれば、世界が変わるはずです。

耳よりコラム 1

「耳あか」が聴こえにくさの原因⁉

みなさんは普段どのように耳のお手入れをされていますか？

・常に清潔にしておきたいので綿棒や耳かきで毎日掃除している。

・耳あかは放っておいても自然にとれるらしいから、耳掃除はしない。

実はこれ、どちらも耳によくありません。毎日のように掃除していると、外耳道に傷がついたり出血したりして　外耳炎になる恐れがあります。また、綿棒で耳あかを奥に押し込んでしまい、それが原因で「耳垢栓塞《じこうせんそく》」になって難聴になる場合があります。

耳あかは体質により粉っぽい乾性タイプと、ベトベトした湿性タイプに分かれます。耳あかがたまりやすいのは湿性タイプの人で、耳掃除をまったくしないと耳あかがたまって聴こえにくくなる可能性があります。実際に難聴を訴えて受診される患者さんの中にも、耳の奥に耳あかがごっそりとたまっている人がおり、除去したとたん、耳が聴こえるようになったケースもあります。

耳掃除は気持ちよく達成感もあるのでついつい頻繁にやりたくなりますが、耳あかは自然と外へ落ちてくるので、毎日掃除する必要はありません。週一回程度、綿棒で耳の入り口付近をやさしくなでるように掃除しましょう。もし耳のなかでカサカサと音がしたり、耳あかがつまった感じがしたら、くれぐれも耳かきで強くひっかいたりしないで、耳鼻咽喉科で掃除をしてもらいましょう。

第 2 章

聞こえにくいなら どんどん音を 聴きなさい

人は聴きたい音しか聴かないクセがある

私たちはたくさんの音に囲まれて生活をしています。家のなかだけでも洗濯機をまわす音、冷蔵庫のモーター音、換気扇、テレビ、家族の話し声、電話の着信音、食器を洗う音、足音……。家から一歩外に出れば、さらに多くの音に囲まれます。これらすべての音が同じように聴こえたとしたら、うるさくてイライラしてしまいますよね。しかし、ほとんどの人は無数の音を気にせず過ごしています。それは、**脳が音を取捨選択しているから**です。

例えば、仕事や勉強に集中しているとまわりの雑音は気にならないけれど、仕事に関連することの話し声は聴こえたりするものです。また、ざわざわとした病院の待合室で名前を呼ばれたときは、なぜか自分の名前だけはっきりと聴こえることがあります。テレビを見ていても洗濯が終わった「ピーピー」という音は聴こえてくるでしょう。街中で立ち話をするときも、周囲に雑音があっても話し相手の声が聴こえてくる

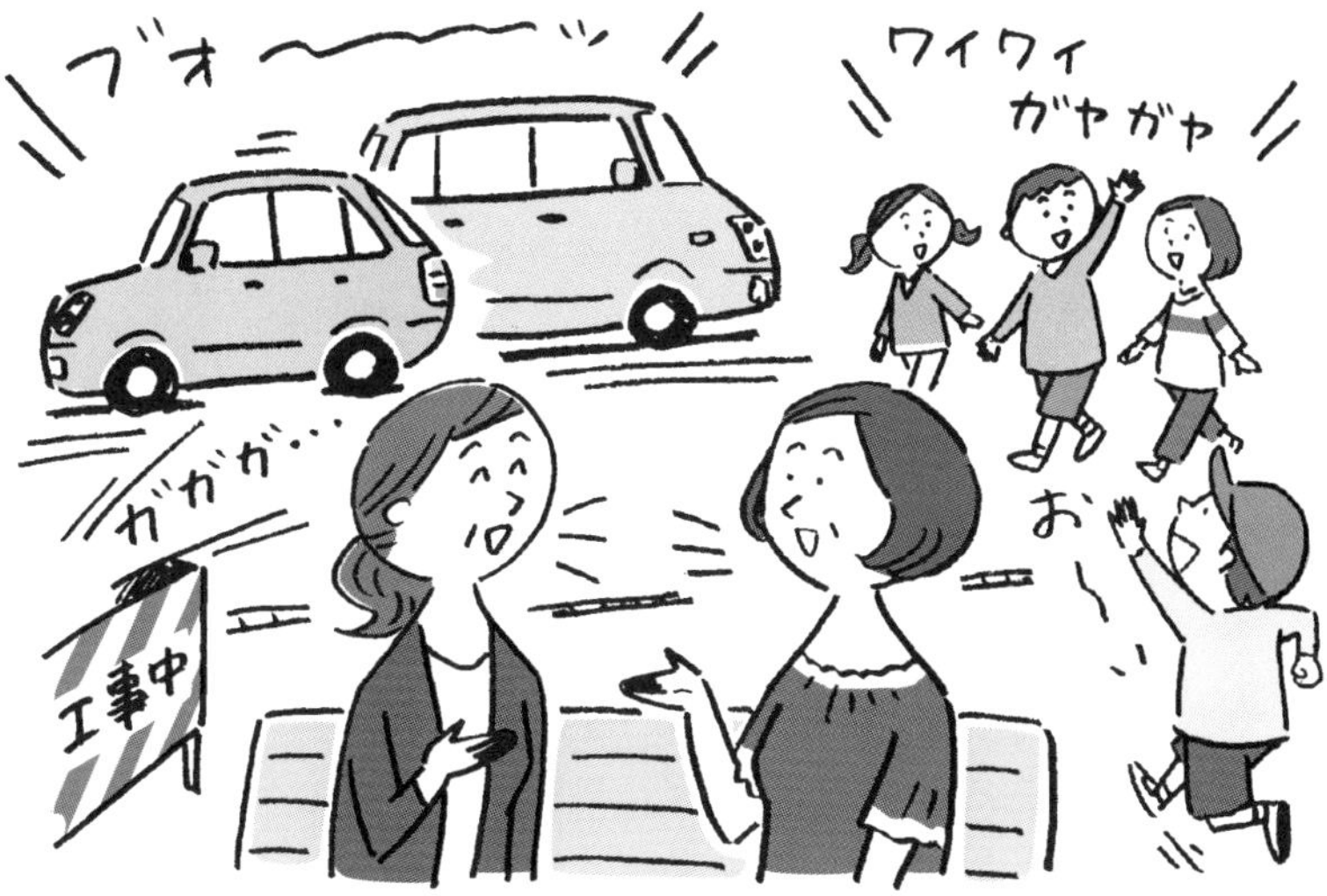

ものです。それは、これまでの生活習慣での経験をもとに、脳が必要な音を判断してくれているからです。

耳の構造でもお話をしましたが、「聴く」のは耳と脳です。音を拾うマイクの役割をしている耳が、**自分の周りにあるあらゆる音を拾ったとしても、情報処理をする脳が「いらない」と判断すれば、聴こえていない状態になる**のです。

こんな経験はないでしょうか。

近所で道路工事がはじまり、最初の二日ほどは騒がしくて落ち着かないけれど、しだいにあまり気にならなくなりますよね。キャンプへ行き、自然のなかで数日過ごしていると、住み慣れた街の音が騒がしく聴こえることも。これは、脳がその音に慣れたからです。

無意識のうちに脳は聴きたくない音を無視し、興味のある音や自分にとって心地いい音ばかりを選ぶようになります。聴き流すことが増えると脳への刺激が減り、聴覚の衰えにつながるのです。

老化などで音を感知する有毛細胞が減り、聴き取りにくくなったとしても、これまでの経験や視覚、脳が補ってくれるので「聴こえにくさ」に気づきにくくなっています。だからこそ、好きな音だけでなく、いろいろな音に耳を傾けることが「聴力リセット」には大切なのです。

「聞く」から「聴く」へ意識する

ここまで読み進めて、気づいたことはないでしょうか。

本書では、「聞く」ではなく「聴く」と表記しています。それは、意識して音を聴いてほしいからです。「聞く」は、意識していなくても自然と耳に入って聞こえること。

聴き流してしまうことと、私はとらえています。一方、**「聴く」は、その音に集中して聴くこと**です。きくことに関しては、「聴覚」「聴力」と表記しますよね。みなさんには、意識してきいてほしいので、「聴く」という表記にしました。

これまでたくさんの患者さんを診察してきて感じるのは、聴こえに関して無関心な方が多いということです。検査をしてみるとかすかに聴こえる程度なのに、それまで放っておく方もいらっしゃいます。視力が落ちたことは恥ずかしいと思わないのに、聴こえないことを周りに話すことが恥ずかしいと感じる人も多いのが実情です。**病気や老化によって聴覚機能が低下することは、決して恥ずかしいことではありません。**ただ、お肌や頭皮の老化に敏感になるように、「聴覚」の衰えにも敏感になってほしいのです。

老化を完全に食い止めることはできませんが、進行スピードを遅らせることはできます。「聴覚」においては、「聞く」ではなく「聴く」を意識するだけでも、差が出てきます。耳や聴こえに対するこれまでの考えをリセットし、生活の質をあげるためにも「聴く」ことを意識しましょう。

耳にいい音と悪い音があります

私が提唱する「聴力リセット」は、積極的にかつ意識して音を聴くことで聴こえにくさを改善するものです。音を聴いてほしいのですが、長時間聴いてほしくない音も存在します。

加齢による難聴は老化現象のひとつですが、蝸牛へのストレスが蓄積することで聴こえが悪くなることもあります。ストレスの原因としてあげられるのが、「騒音」です。**日々、騒音を浴びていると耳へのダメージが積み重なり、聴こえが悪くなる**のです。毎日少しずつ騒音が耳に蓄積されることを**「騒音負債」**と呼んでいます。

ただし、耳の強さには個人差があるため、同じ音量を同じ時間聴いたとしても耳鳴りがする人もいれば、何も変わらない人がいます。音との距離や、聴く環境によっても変わってくるので、全員が当てはまるとも限りません。

では、どんな音が騒音に当てはまるのでしょうか。私たちのまわりにはたくさんの音があるというお話をしましたが、そのなかでも**気をつけたいのが「ヘアドライヤー」**です。最近の機種は音がだいぶ静かになりましたが、耳のそばで使うことを考えるとかなりのダメージを受けます。髪の長い女性の場合、毎日10～15分ほど使用しますので、「騒音負債」がたまっているでしょう。使用時間を短くする、低騒音タイプのドライヤーに替える、できるだけ耳から離して使うなどの工夫が必要です。

日常生活のなかでいえば、大音量で見るテレビも騒音負債をためることになります。かつては掃除機もあげられていましたが、性能がよくなり音が小さくなったことで影響は少なくなりました。

聴覚障害の予備軍が世界的に増えていることから、ＷＨＯが「きこえを守ろう」という啓発活動をしています。その一環として、１日あたりの許容基準を定めています。代表例を表にまとめましたので、頭の

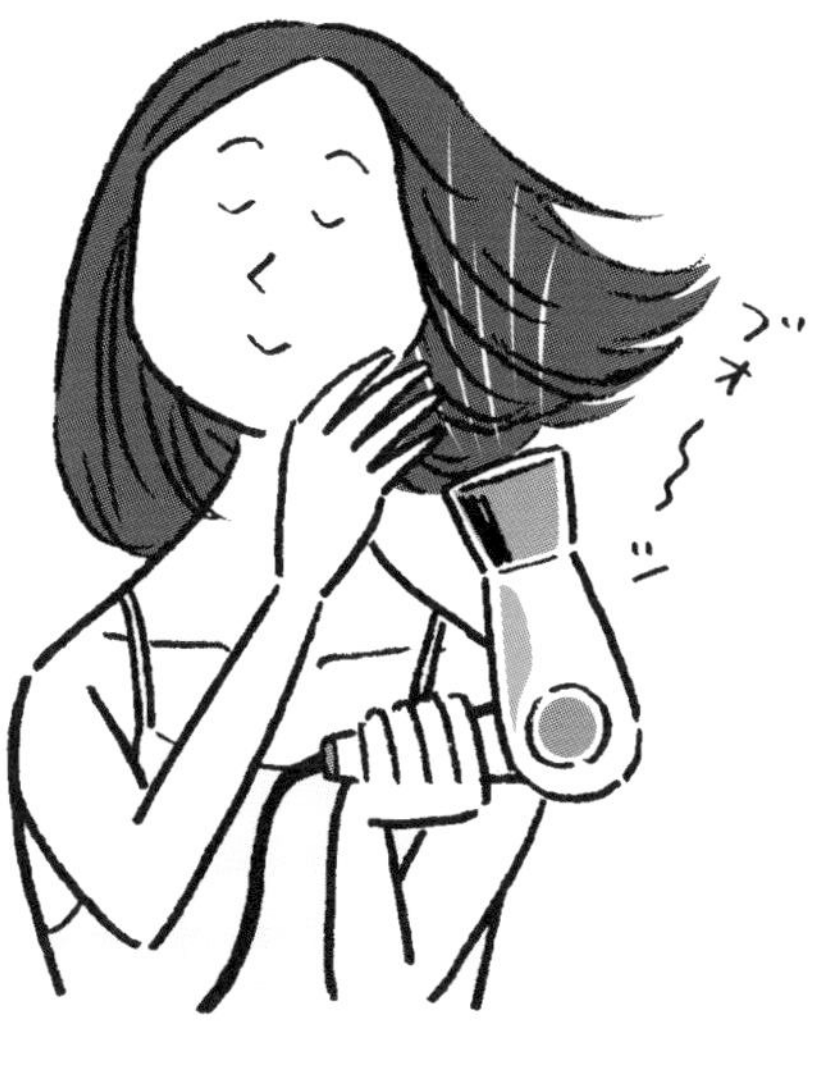

かたすみに入れておいてください。

緊急車両のサイレンや雷も長く聴いていると難聴リスクが高まるのです。これくらいなら大丈夫と思っていると、意外なところに落とし穴があるかもしれません。

新型コロナウイルスの感染対策として電車の窓が開いていますが、走行中はかなり大きな音が耳に入ってきています。旅行をする機会が減りましたが、飛行機や新幹線の音にも要注意です。「うるさい」と感じるときは、騒音を消してくれるノイズキャンセリング機能付のイヤホンや耳栓をすると、耳へのダメージが軽減されるのでおすすめです。工事現場や音楽業界で働く人は、爆音にさらされるため作業用の耳栓をつけることを推奨されています。

パチンコが趣味の方は騒音性難聴になりやすいので、大きな音から耳を守る対策をしてください。ロックコンサートなどライブも注意が必要。耳が疲れたと感じたら、ダメージを受けているかもしれません。**大きな音を浴びた後は、静かな環境で耳を休ませてあげましょう。**

１日の騒音許容量

音圧レベル(dBSPL)	一日あたりの許容基準	音の種類
130	1秒未満	航空機の離陸の音
125	3秒	雷
120	9秒	救急車や消防車のサイレン
110	28秒	コンサート会場
105	4分	工事用の重機
100	15分	ドライヤー
		地下鉄車内の騒音
95	47分	オートバイ
90	2時間30分	芝刈り機
85	8時間	街頭騒音
75	リスクなし	掃除機
70		洗濯機、乾燥機
65		エアコン
60		イヤホンでの適度の音量設定

一般社団法人 耳鼻咽喉科学会　HPより

耳と脳を鍛えるには音を聴くことです

聴こえが悪いからといって、音から遠ざかるのは逆効果です。音は耳と脳を使って聴いているので、音の情報が遮断されてしまうと脳への刺激がなくなり、音を認識する機能が低下してしまいます。**歩かないでじっと座っていると足の筋力が弱まるように、音を聴かないでいると聴力も弱っていきます。**

コロナ禍でコミュニケーション不足になり、脳への刺激がガクンと減りました。静かな部屋でぼーっと過ごしていると、ますます聴こえが悪くなり、会話もおっくうに。男性で多いのが、定年後に人と会う機会が少なくなり、急に聴こえが悪くなるというケースです。会話は聴くことの基本。話す相手がいないという方も、自分の声でも「音を聴く」ことになりますので、恥ずかしいかもしれませんが部屋のなかで声を出してみるのもいいでしょう。

耳から入ってくる情報は脳を活性化させる大きな原動力になります。好きな音だけでもいいのですが、できれば普段聴かない音も積極的に耳に入れ、新しい刺激を脳に与えてください。

最近、部屋が静かだなと感じている人は、聴力が衰えているかもしれません。そういう方こそ、静かな環境に慣れずにどんどん音を聴いてください。脳が活性化されることで認知症予防にもつながります。補聴器をつけているから大丈夫という方も、意識して音を聴くようにしてください。今まで聴こえにくかった音が聴こえるようになると、耳から入ってくる情報の感度が上がり、耳と脳がより鍛えられます。

「聴力リセット」におすすめの、音の聴き方をこれからご紹介します。難しいことはありませんし、日常のなかで取り入れられることばかりです。少し意識を変えるだけで、聴く力が高まります。

マスク越しの会話が聴き取りにくく悩んでいた会社員（65歳）の方に、聴力リセットをおすすめしたところ、2週間ほどして「耳をすまして音に集中したら、今まで聴き逃していただろう音が聴こえてきました。リモート会議でも聴きもらしが少なくなった」とうれしい報告がありました。

1～2日だけでは効果はわかりにくいものです。ぜひ継続して行ってください。

耳と脳をリフレッシュさせる音を聴こう

「聴力リセット」にはタイプが異なる音を意識して聴くことがおすすめです。そこで、私たちをとりまくたくさんの音を客観的にとらえ、５つのタイプに分けました。**普段何気なく聴いていた音や音楽も、音の特徴を意識して聴くことで、聴こえにくさを改善することにつながります。**

みなさんはどんな音楽が好きですか？　クラシックが好きな人もいれば、歌謡曲が好きな人もいて、それぞれ異なりますよね。逆にあまり好きではないジャンルもあるはずです。聴力リセットは、決して我慢を強いる苦行ではありません。５つの音を意識してほしいのですが、苦手な音や不快な音を無理して聴くのはストレスになり逆効果。思わず体がゆれるような聴いていて楽しい音楽が、耳と脳をリフレッシュさせてくれます。

５つのタイプの特徴と聴き方のポイントをまとめました。いつも聴いている音、音楽はどのタイプにあてはまるか、考えてみてください。

❶ 音域が広い音

高い音と低い音の差があり、ピアノでいえば鍵盤の端から端までを使って奏でるイメージです。加齢とともに高い音が聴こえにくくなるので、音域の広い音に耳を傾けることで、聴覚を研ぎ澄ますのに役立ちます。ＢＧＭとして流しておくだけでも聴力リセットになる音です。

❷ テンポが速い音

１分間にリズムを何拍刻むかを表す単位をＢＰＭといい、数値が高いほどテンポが速いといえます。しかし、ここでは聴く人にとって心理的に「速い」と感じる音を示します。音と歌詞を追いながらリズムにのってノリノリで聴くことで、耳も脳もイキイキとします。

③ 遠近感がある音

自分の前後に奥行きを感じる音です。はるか遠くから徐々に音が近づいてきたり、近くから遠くへ消えていったり、音の広がりをイメージして聴きましょう。音との距離感や、強弱のある音の変化を聴き分けることで、耳と脳も敏感に働きます。クラシックがわかりやすいですね。

④ 空間全体に広がりのある音

前後だけでなく、全方位に広がりを感じる雄大な音をイメージしてください。部屋全体にのびやかに広がる音に意識を向けることで、耳と脳を鍛えます。のびやかな歌声や、オーケストラが奏でるダイナミックな音はこのタイプに分類されます。左右の耳で音の大小を聴き比べるのもいいでしょう。

⑤ ゆらぎを感じる音

川のせせらぎや鳥のさえずりなど、自然界に存在する一定のリズムと不規則なリズムがミックスされた「１／ｆゆらぎ」といわれる音です。心拍数や脳波など人間の生体リズムにも存在します。身をゆだねるようにぼーっと音を味わいましょう。リラックスしながら聴くことで耳と脳がリフレッシュされます。

タイプ別の音楽の一例を巻末（P120〜125）にまとめました。音楽の趣向は千差万別なので、本書ではJ‐POP・歌謡曲、クラシック、洋楽の各ジャンルから耳と脳をリフレッシュさせる楽曲を幅広くセレクトしましたので、参考にしてください。

耳をすましていつもの音を特別な音に変えましょう

人は聴きたい音しか聴かないというお話をしましたが、ときには日常のさまざまな音に耳を傾けてみましょう。意識を向けるだけで、怠けていた脳も働き出します。

例えば、雨の音や風にゆれる木の葉の音、鳥のさえずりといった自然界の音は、「ホワイトノイズ」と呼ばれ、心地よさを誘うリラックス効果があるといわれています。ホワイトノイズは周囲の雑音を適度にかき消してくれるので、音のマスキング効果もあります。また自然界の音は、一定のリズムと不規則なリズムが混ざり合う「1／fゆらぎ」の音で、私たちの心拍や脳波と似ています。山や海に行くと、リラックスできるのは、この「1／fゆらぎ」が関係しているのです。

都市部に住んでいると、なかなか聴くことができない音もありますが、目を閉じて耳をすましてみると鳥のさえずりや、風の音が聴こえてきます。

自然の音だけでなく、家のなかでも耳にとって心地いい音があります。トントントンと野菜を刻む包丁の音、肉が焼けるジューッという音、チクタクチクタクと時を刻む時計の音……。日常生活のなかで、いつもは聴き流している音を意識するだけでも「聴力リセット」になるのです。

ストレスがたまっていると、音の認識能力が低下するので、聴覚の機能も低下します。**自然音を聴いてストレスを軽減すれば、聴こえの感度も改善します。**今はグランピングやソロキャンプなどのアウトドアを楽しむ人が増えていますね。ぜひ自然のなかで、耳をすませてみてください。

川のせせらぎ、波の音、虫の声、寺社の鐘の音、携帯の着信音、電車や車の走行音、電車の発車メロディ、店から流れてくるテーマソング、街を行きかう人の話し声……。「街のざわめき」とひと言でいっても、多様な音が複雑に重なり合っています。そこに潜む**さまざまな音の違いを意識しながら耳をすますと、雑音のかたまりととらえていた音のひとつひとつがクリアに聴こえ**てきて、今までとまったく違って聴こえてくるはずです。

聴力リセット1

1日30分の耳散歩

街の音に耳を傾け脳を活性化

私たちはどうしても視覚的な情報に意識を奪われがちです。そこで、目で見える情報より、耳から聴こえる情報に意識をスイッチし、耳と脳を鍛えましょう。見慣れた街であっても、**目ではなく耳を主人公**にすると、今までとは違う音の風景が見えてきます。私はこれを「耳散歩」と呼んでいます。

例えば、ガヤガヤした雑踏にも、商店街で呼び込みをする声、携帯電話でぼそぼそ話す声、「きゃははっ」と笑う子どもの声、咳ばらいの音、犬の鳴き声など、いろいろな声が聴こえてきます。

通りを行き交う人の足音にも、「コッコッ」響くヒールの音、「パタパタ」したサンダルの音、急いでいる足音、ゆっくりした足音など意識して聴くとさまざまな音が重なり合っていることに気づくはずです。車のエンジン音も、乗用車、バイク、トラック、バスなどそれぞれ異なります。耳をすませばカラスやスズメの鳴き声が聴こえたり、街路樹にとまったセミや、花壇にいるスズムシの鳴き声が聴こえてきたりします。普段はスルーしてしまうような街の音も、ポジティブに聴こうとすると、多彩な音のバリエーションを楽しむことができるのです。

ちょっと近所に買いものに出かけるときや、通勤の道すがらなどに、こうした音に意識を向ける耳散歩をすることで、耳と脳を活性化させることができます。

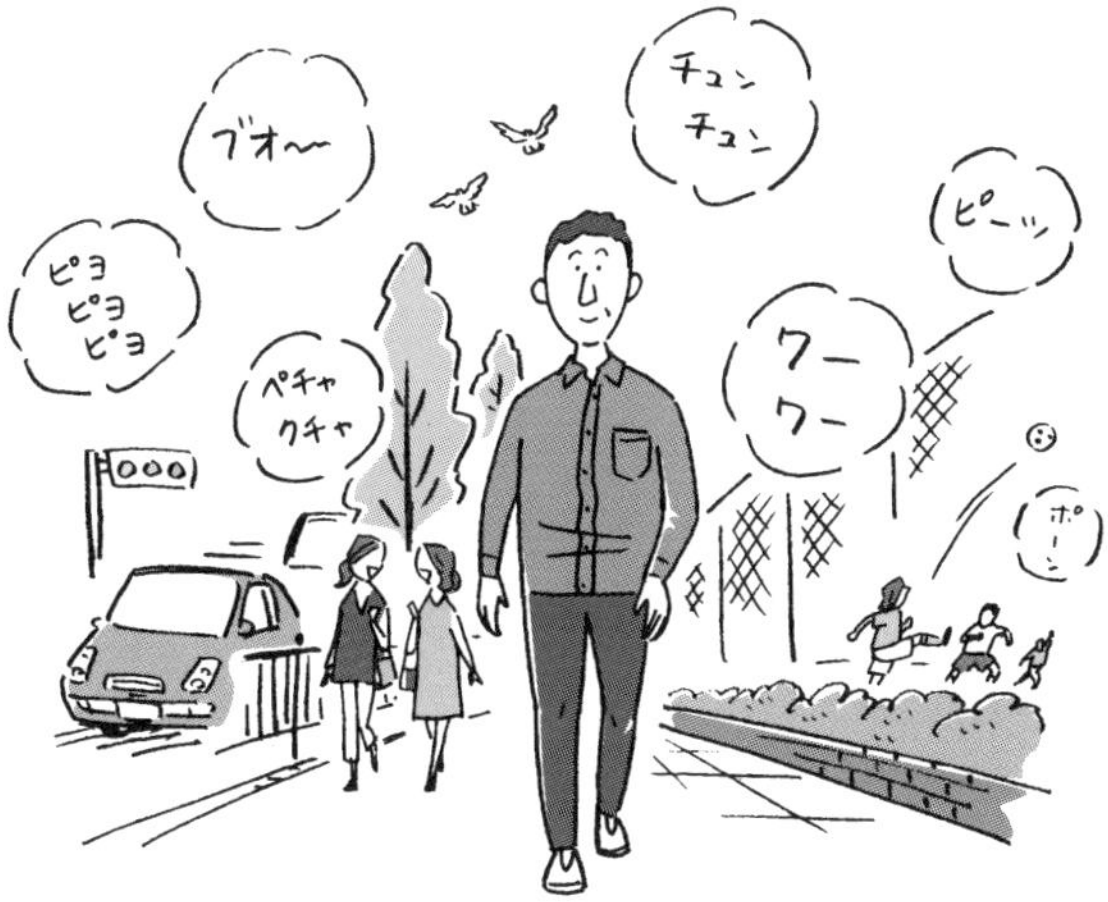

積極的に散歩をすることで運動不足の解消にもつながります。運動不足は認知症をはじめとするさまざまな病気のリスクを高める原因になりますが、**耳散歩を日課にするだけで耳や脳をはじめとする全身の健康に役立ちます。**ウォーキングは有酸素運動のひとつで、30分以上行うと効果的です。時々散歩コースを変えて、異なる音を楽しんでください。

聴力リセット2

1日3～5分音楽を聴く

なまけた耳と脳をリズムにのって鍛える！

聴こえが悪くなってくると音楽を聴くことから遠ざかってしまうものです。1日1曲でかまいませんので、音楽を聴く習慣をつけましょう。心地いい音はリラックス効果もありますので、耳も脳もリフレッシュできます。

音楽をセレクトする際には50～53ページで紹介した5つのタイプの音を意識してほしいのですが、さらに**「好きな音楽」「聴き慣れない音楽」「懐かしい音楽」**の3タイプを意識してください。**偏ったジャンルの音楽ばかりでは、耳と脳が慣れてしまい刺激が少なくなります。**好きな音楽で聴こえる力を呼び覚まし、聴き慣れない音楽と懐かしい音で脳が活性化されます。

音楽を聴くときは、音量に注意しましょう。聴いた後に耳が疲れたと感じる音量は負担になっています。また通勤中や作業中の**「ながら聴き」**は、**音に意識が向かなくなるので、できるだけ音楽に集中できる環境で聴いてください。**平日は集中して聴く時間がないという人は、休日に「聴力リセット・デイ」をつくり、２～３曲音楽を聴くのもいいですよ。

取り入れてほしい３つの音楽について説明します。選曲の参考にしてください。

好きな音楽

私たちの脳には「自分の好きな音」や「自分が興味のある音」を選んでキャッチする能力が備わっています。例えば、ガヤガヤしたお店の中で自分の好きな曲がＢＧＭで流れてきたら、思わずその曲を聴こうとして耳をすましませんか？

逆に、好きでもない音楽や、興味のない話は耳に入ってきません。例えば、好きなドラマの途中で興味のないＣＭが流れても、どんなＣＭだったか覚えていなかったりしますよね。あるいは、アナウンサーが興味のあるニュースを読んでいるときは熱心に聴いていても、興味のないニュースに変わったとたん、聴き流して内容がまったく頭に入ってこなかったりしませんか？　ひとり暮らしの高齢者の中には、家で退屈しのぎにテレビやラジオを一日中つけっ放しにしている人がいますが、漫然と垂れ流していても、興味のない音はまさに「馬の耳の念仏」。内容が頭に入ってこなければ、脳の活性化にはつながらないのです。

「聴力リセット」にも、この効果を応用できます。思わず耳をすましたくなる音を積極的に聴くことで、耳と脳を活性化するのです。ついつい耳を傾けてしまう好きな音楽を見つけてください。

聴き慣れない音楽

日常的に聴き慣れた音楽や、好きな音楽ばかり聴いていては、耳と脳の活性化にはあまりなりません。例えば、目覚ましをちゃんとかけていたのに、うっかり寝過ごしてしまったという経験はありませんか？　その原因は、毎日聴いている目覚ましの音に耳がすっかり慣れてしまったからです。

これは聴覚だけでなく、視覚や味覚などの五感すべてにいえることです。例えば、はじめて訪れたときにはとても感動した景色も、何度も訪れて見慣れてしまうとそれほど感動しなくなったという経験はありませんか。あるいは、人の家のにおいには敏感に気づいても、自分の家のにおいはあまり感じなかったりしますよね。それは嗅覚がそのにおいに慣れてしまっているせいです。そんなふうに、感覚は慣れるとマヒして鈍くなってしまうのです。

先ほど好きな音は耳と脳にいいというお話をしましたが、好きなものだけしか聴かないでいると、それに慣れてしまい耳と脳への刺激が減ってしまいます。なので、ときにはあえて普段あまり触れないジャンルの音楽を聴いてみると、耳と脳への刺激が増して「聴力リセット」に大いに役立ちます。

普段はクラシックしか聴かないという方は、お子さんやお孫さんの好きな洋楽や流行りのＪ‐ＰＯＰも試しに聴いてみてはいかがでしょう？

普段聴かないジャンルやアーティストの音楽に積極的にチャレンジすることで、今まで感じたことのない新鮮な驚きや発見があるかもしれませんよ。

懐かしい音楽

認知症になりかけている人や、すでに認知症になっている高齢者には、まったく知らない音楽より、「懐かしい音楽」のほうがスッと耳に入りやすいという面もあります。認知症のために新しいことはほとんど覚えられなくても、昔よく聴いた懐メロはずっと忘れずに覚えていることがあります。

音楽だけでなく、故郷の野山でよく聴いたかえるの鳴き声を耳にしたとたん、幼い日の景色が脳裏によみがえってくることだってあります。

「学生時代によく行った喫茶店でこの曲がかかっていたなあ」

「あのころはお金もなくて大変だったけど、この歌みたいに幸せだったな」

そんなふうに、懐かしい音が呼び水となって、忘却の彼方にあったできごとや世相が次々によみがえってきます。それによってイキイキと輝いていたころの自分に立ち帰り、「まだまだがんばろう」とポジティブな活力がわいてくる人もいます。

懐かしい音楽を聴くと以前と違って聴こえる場合もあります。同じ音源の曲でも、加齢とともに高音が聴こえにくくなるので、印象が変わる場合があるのです。もし、昔よく聴いた懐かしい曲の印象が昔とかなり違うと感じられたら、耳の聴こえが変化している可能性があります。**懐かしい音楽は記憶を呼び覚まして脳を活性化する効果とともに、耳の聴こえの変化をセルフチェックするのにも役立ちます。**

聴力リセット 3

耳からの情報で想像力を働かせる

ラジオドラマを聴く

ラジオは耳から入る情報だけになるので「聴力リセット」にもってこいです。特にラジオドラマや本の朗読は、声優やアナウンサーなど声のプロの多彩な表現を通して、**音からシーンを想像していくので、耳と脳を大いに刺激します。**同じ本でも、話し手によって印象が異なって聴こえるので、聴き比べるのも面白いですよ。

落語もおすすめです。芸達者な落語家がひとりで何役もこなし、話術だけで聴き手を話の世界にみるみる引き込みます。テレビで落語を「見ながら」聴くのもいいですが、「耳だけ」で落語を聴くと、落語家の息遣いから声色の違いまで聴き分ける訓練になります。オチに向かってトントンとテンポよく進んでいく話の展開をたっぷり満喫しながら、耳も脳も話芸に全集中するはずです。

テレビをただつけているだけよりも、ラジオで複数の出演者の声を聴き分け、パーソナリティの話を能動的に追うことで、なまっていた耳も脳もフル回転します。

聴力リセット
4

お風呂でひとりカラオケ

耳だけでなく口腔トレーニングにも

自粛生活で、友人とのカラオケを楽しむ機会がなくなってしまい、さみしい思いをしている方も多くいるでしょう。カラオケはストレス解消の効果が高いといわれていて、心身の健康にも役立つものです。好きな歌を歌う場所がなくなってしまいましたが、家で楽しむことはできます。

おすすめなのが「お風呂でのひとりカラオケ」です。お風呂の中は湿度が高いので、喉を傷めにくく、自然のエコーもかかるので歌うには良い環境です。**自分自身の歌声に耳を傾けることも、耳や脳を活性化させるのに役立ちます。**

お風呂の中は音がよく反響するので、聴こえが悪い人でも自分の声が聴きやすくなります。大きな声で歌うと唾液の分泌量が増え、口腔環境を整え、風邪など感染症予防にも役立ちます。また、心肺機能も高めてくれます。

ぬるめのお湯にゆっくり入ることで全身の血行がよくなり、耳と脳に酸素や栄養が

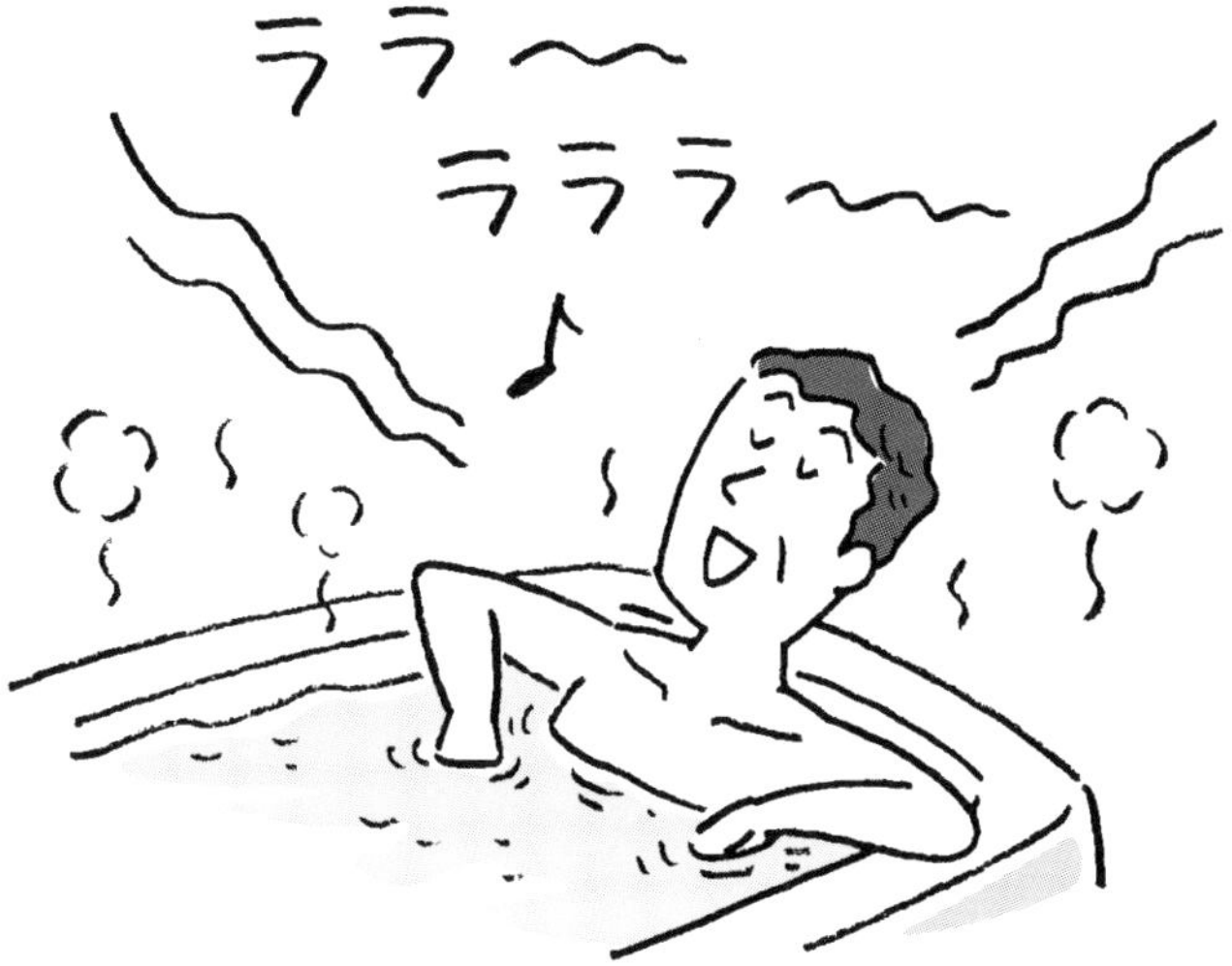

届きやすくなります。ただ、歌に夢中になって長風呂になり、のぼせないよう注意してください。歌は2〜3曲くらいまでにするといいかもしれません。
ひとり暮らしの高齢者は、会話をする機会が少なく、一日中自分の声すら聴かないこともあります。お風呂カラオケなら楽しく耳と脳を鍛えられますね。

聴力リセット 5

声に出して本を読む

視覚と聴覚の両方を使い脳を刺激

自分の歌声を聴くことも「聴力リセット」に役立つというお話をしましたが、本を音読して、その声を聴くことも耳と脳を同時に活性化させる効果があります。

目だけで読書をすると、流し読みをしてしまうこともあるかもしれませんが、**声に出して朗読すると、書かれている内容がしっかり頭に入ります。**情報をインプットするだけでなく、アウトプットすることで耳も脳も鍛えられるのです。

認知症治療に詳しい鎌田實先生も、よく本の朗読をされているそうです。『図解 鎌田實医師が実践している認知症にならない29の習慣』（朝日出版社）にも、「いい言葉、感動した文章は暗唱しよう」と書かれています。また、明治大学文学部教授・齋藤孝氏の有名な『声に出して読みたい日本語』（草思社）も、古典の名句など素晴らしい日本語の宝庫です。

朗読を朝の日課にすると、頭がクリアになって1日が気持ちよくスタートできます。

耳よりコラム 2

八島流　音楽の楽しみ方

耳と脳を活性化させる音の分類を紹介しましたが、普段聴いている音楽がどれにあたるのか、厳密に分けるのは難しいものですよね。意識してほしいのは、偏った選曲ではなく、ジャンル問わずに音楽を聴くことです。

私が普段どんな音楽を聴いて、聴力リセットをしているかをご紹介します。

休み明けの朝は、WANIMAの『ともに』や『やってみよう』を聴いて、元気をもらいます。テンポが速い曲は、耳と脳の活性化にもってこいです。

昼食後はゆらぎを感じる曲を聴きながら10分ほど昼寝をします。昼に短時間の仮眠をとることは、午後の活力を養う原動力になるだけでなく、耳と脳をリラックスさせる効果もあります。

1日の仕事を終えて帰宅の途につくときは、10代の頃から大好きなマイケル・ジャクソンの『ビリー・ジーン』をよく聴きます。この曲を聴くだけで疲れが吹き飛び、オンとオフをリセットするスイッチになっています。

夜の晩酌では、ジャズをよく聴きますね。カランカランと響く氷の音と、ビル・エヴァンスの快いピアノのタッチにいざなわれ、自宅にいながらにしてジャズ・バーで飲んでいるような気分を満喫できます。

ストレスによって聴力が落ちることもあるので、好きな音楽で気分をリフレッシュさせ、幸福感を得ることも「聴力リセット」につながりますよ。

イヤホンの長時間使用は難聴のもと

コロナ禍でイヤホンの使用時間が増えたという調査結果があります。オンライン会議や動画の視聴、ゲームでの使用が多いようです。

この調査結果を見たときに、耳のかゆみや痛み、耳鳴りで受診される40~50代の患者さんが増えていることに気づきました。イヤホンを長時間使用すると、外耳道に炎症が起こることがあります。外耳道の皮膚は薄いので、イヤホンの刺激でかゆみが起こると考えられます。かゆみが起こると、綿棒や耳かきでかきたくなるもの。刺激をさらに与えるので、悪循環。治りが悪くなるだけでなく、耳だれやカビが鼓膜をふさいで難聴になることも。

音楽やゲームを楽しむ若い世代に多かったイヤホンによる外耳炎ですが、在宅ワークが増えたことで、年齢を問わず増えてきている印象です。

外耳炎を防ぐためには、イヤホンの使用時間をできるだけ短くするように心がけてください。また、イヤホンをグッと押し込んで使うのはやめましょう。やわらかい素材を選ぶのも対策のひとつです。見落としがちなのが、イヤホンについた汚れです。使用後は除菌シートなどで拭き取り、清潔な状態を保ちましょう。

音楽を聴くことを習慣にしてほしいのですが、イヤホンによって外耳炎を起こしてしまっては意味がありません。イヤホンを使うと耳が痛いと感じるのであれば、なるべくスピーカーを使うようにしてください。

第 3 章

健康寿命をのばす耳と脳のセルフケア

生活習慣病の予防が難聴予防につながります

加齢による聴こえにくさは老化現象のひとつで、進行をとめることはできません。しかし、それ以外の原因を回避することはできます。耳の機能に限らず、健康を保つためには生活習慣の見直しが大切です。高血圧や糖尿病、動脈硬化症など生活習慣病にならないための生活は、耳にとっても心がけたいものです。

聴力の低下を引き起こす原因として、血流の低下、酸化、自律神経の乱れが挙げられます。体の酸化によって内耳の細胞もダメージを受けますし、血流が悪くなれば内耳へも血液が送られにくくなります。自律神経は内臓の働きをコントロールしているので、血流に大きく関与してきます。これらの原因を取り除くために必要なのが、規則正しい生活です。

高カロリーの食事や食べ過ぎ、寝不足、運動不足、喫煙、過度なアルコール摂取など乱れた生活をしていると、年齢問わず体に不調が現れます。人間関係や仕事でのストレスも自律神経を乱す原因になるので、避けたいところです。

冷えや便秘、肩こりといった不調は、体からのＳＯＳサインです。コロナ禍で生活がガラリと変わり、今まで健康だった人も不調を訴えるようになりました。自粛疲れといわれていますが、自粛生活による運動不足、人と会えないストレスなどが原因のようです。小さな不調の積み重ねが大きな病気に発展することもあります。これくらいなら大丈夫と思わずに、早めのケアが大切です。まずは、生活習慣の見直しをしてみましょう。

耳の機能の低下を防ぐためには、**音を積極的に聴く「聴力リセット」に加え、生活習慣の見直しを行うことで、老化スピードを遅らせることはできます。**

これから紹介する耳と脳のためのセルフケアは、特別な道具もお金もかかりません。まだ若いから大丈夫と安心している人も、もう年だからと諦めている人も、健康寿命をのばすためにぜひ行ってください。すべてやろう！　とがんばり過ぎるのはかえってストレスになるので、できることからはじめましょう。

耳と脳のセルフケア 1

使い過ぎによるダメージを回復

1日5分は耳を休ませる

第2章では音を積極的に聴くことで、聴力の衰えを防ぐことをお伝えしましたが、ときには**音を遮断して耳を休ませる時間も必要です。**聴くときは、しっかり聴く。聴かないときは、何も聴かない。このメリハリが、聴力リセットになるのです。

ただ、何も聴きたくないときや眠っているときも、私たちの耳には絶えず周囲のノイズが無意識に入ってきています。寝静まった夜でもエアコンや冷蔵庫のモーター音などのノイズが常に流れています。都会では深夜でも車の音が聴こえてきますね。

目はまぶたを閉じれば見えなくなりますが、耳は閉じることができません。ノイズをカットして耳を休ませるには、耳栓やイヤホンの「ノイズキャンセリング」機能を利用するのがおすすめです。

イヤホンに内蔵されているノイズキャンセリングとは、電車や飛行機などの騒音だけ消して、音楽の音量を下げてもよりクリアに楽しめる機能です。イヤホンは音楽を聴くために使いますよね。実は音を聴かない使い方があるのです。音楽を聴かないときもノイズキャンセリング機能をオンにすることで、耳に入るノイズを大幅にカットでき、耳を休めるのに役立ちます。といっても、駅のアナウンスや人の声は聴こえますし、スマホと連動させておけば、電話の呼び出し音やアラーム音も聴こえます。不要なノイズだけカットして、必要な音だけ聴こえるので、外にいても安全に耳を休めることができるのです。

耳を休ませるのは簡単です。**5分でかまわないので、耳栓かノイズキャンセリングのイヤホンをして目を閉じ、ゆっくりと深呼吸をします。**私は昼休憩時間に行うようにしていますが、とてもリラックスでき、脳や体も休まります。

耳の疲れは目の疲れのようにわかりにくいもの。常に音に囲まれて過ごしているので、耳休憩も忘れずにとりましょう。

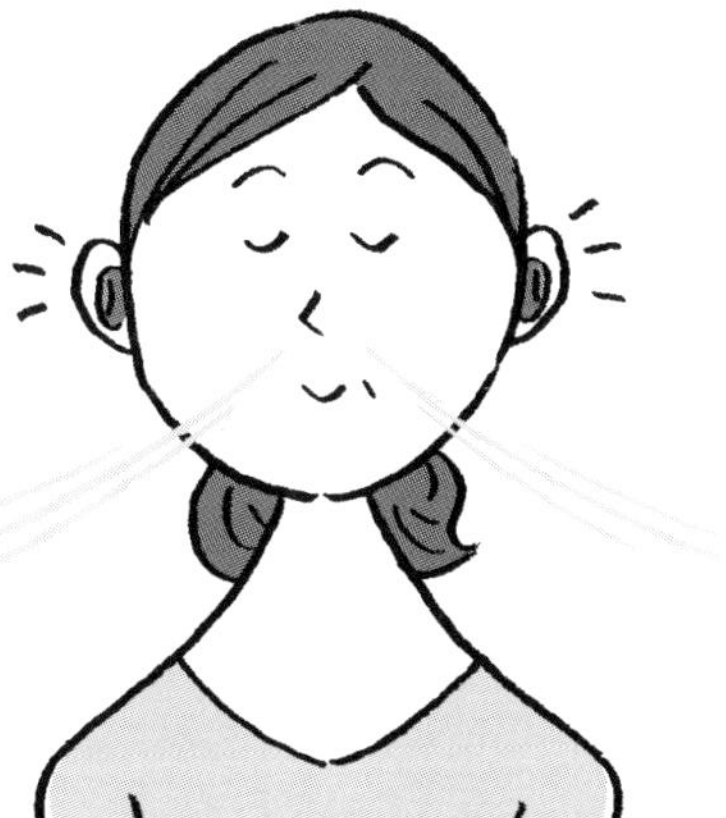

耳と脳のセルフケア
2

こまめな水分補給を心がける

脱水症状は耳にも悪影響を及ぼす

水分が不足すると耳に悪影響を与えることもあります。**耳の閉そく感や耳鳴り、メニエール病、低音が聴こえにくくなる「低音障害型感音難聴」の原因のひとつは、水分不足が関係**しているともいわれています。

耳と水分とはあまり関係がなさそうに思えるかもしれませんね。内耳にはリンパ液が満たされていて、このリンパ液が音の振動を脳の聴覚野に伝えるのに欠かせません。水分不足や血行不良が起こると、耳のリンパ液の濃度や圧が変わってしまうため、耳トラブルに発展すると考えられます。

加齢とともに感覚機能も低下するので、のどが渇いていても自分で気づかないことが多々あり、それによって「隠れ脱水症」になる危険性もあります。**特に汗をかく季節は水分不足から脱水症、熱中症になりやすいので、耳のためにもこまめな水分補給**を心がけましょう。

お茶やコーヒーを飲んでいるから大丈夫という人もいますが、カフェインやアルコールは利尿作用があるため、かえって水分不足を招きやすいので注意が必要です。コーヒーやお茶ではなく、水での水分補給を心がけてください。ただしあまり冷たい水をたくさん飲むと、体が冷えて体調を崩してしまい耳にもよくありません。体を冷やさないよう常温か白湯がおすすめです。汗をたくさんかいたときは、常温の経口補水液やスポーツドリンクもいいでしょう。

血圧を下げる降圧剤にも利尿作用を含んでいる場合があるので、降圧剤を常用されている方も水分不足に気をつけてください。

また、高齢者は体液を蓄積する筋肉の量が減るので、体内の水分量が減って脱水症状になりがちです。逆に水分をとりすぎても代謝が悪いとむくんでしまうので、とりすぎにも注意してください。

耳と脳のセルフケア
3

体をさびさせない食材を積極的にとる

老化を食い止めるには内側から

加齢によって耳や脳が衰えるのは、体が酸化することが原因のひとつです。体内で発生した活性酸素が増えることで、細胞を酸化させ体をさびつかせてしまうのです。女性の方は美容のアンチエイジングケアにおいて、「抗酸化作用」という言葉を耳にする機会が多いのではないでしょうか。体の酸化を防ぐにも「抗酸化作用」のある食材を取り入れることです。

体を酸化から守ってくれるのは「抗酸化物質」と呼ばれるもので、ビタミンA、C、E、ベータカロテン、ポリフェノールです。

アーモンドやクルミなどのナッツ類には、ビタミンEが豊富に含まれていておすすめです。また、かたいナッツは脳の老化予防に欠かせない咀嚼《そしゃく》も促してくれます。高齢になるとかたいものをあまり食べなくなるので、咀嚼が減って認知症のリスクが高まるといわれています。少量でよいので、毎日ナッツをしっかりかんで食べて、認知症を予防しましょう。**「カリカリ」「ポリポリ」といった咀嚼音を聴くことも、耳と脳の活性化する「聴力リセット」に役立ちます。**

いちごやキウイなどの果物にはビタミンCが豊富に含まれています。ビタミンCは体内でつくることができないうえに、蓄積もできないため、毎日こまめに摂取することが大切です。

難聴や耳鳴りで困っている人の多くは亜鉛が不足しているともいわれています。亜鉛が含まれる食材は牡蠣やイワシなどの魚介類、ワカメなどの海藻類があげられます。

体をつくるうえで欠かせないたんぱく質も積極的にとりましょう。豆腐や納豆、卵、鶏肉が代表的な食材です。耳にとっても偏りのない、バランスのいい食事を心がけてください。

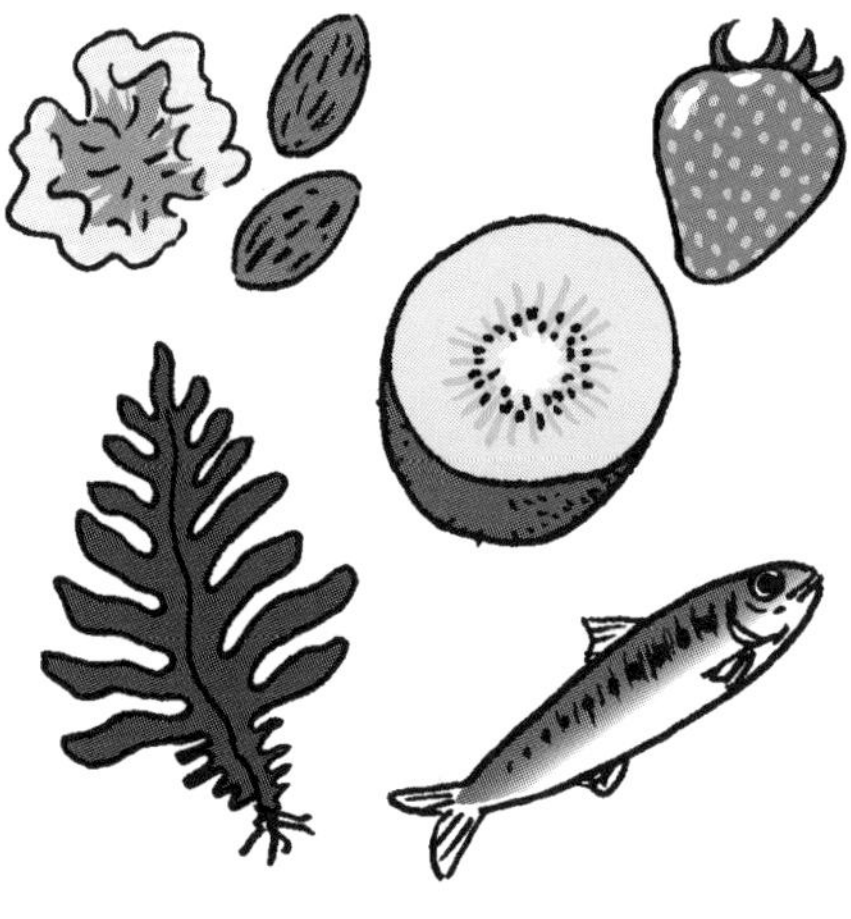

耳と脳のセルフケア
4

耳まわりの血流をよくする

肩だけでなく耳もこっています

聴こえにくさや耳鳴りは、血のめぐりが悪いことも関係しているといわれています。体の不調のもとともいえる、**血行不良は耳の内耳にも起こり、機能低下につながる**のです。デスクワークが多い人は、肩や首がこりやすく、耳への血流が悪くなっています。若い世代でもパソコンやスマホの長時間使用で猫背になり、肩・首こりの人も多いでしょう。今は聴こえにくさを感じないかもしれませんが、血行不良を放っておくと内耳の機能が徐々に低下し、聴こえにくくなるかもしれません。

肩甲骨をまわすなどの肩・首こりのケアに加え、耳まわりの血流を促すケアも行いましょう。また、側頭部には耳の筋肉「耳介筋」があり、頭のこりと連動して緊張状態にあります。こわばりをやわらげるためにも血のめぐりをよくするケアが大切です。普段、意識してふれることが少ない耳ですが、耳たぶをひっぱるだけでも心地いい刺激が与えられ、めぐりがよくなります。

めぐりをよくする具体的な方法をいくつか紹介します。

ホットタオルでじんわりあたためる

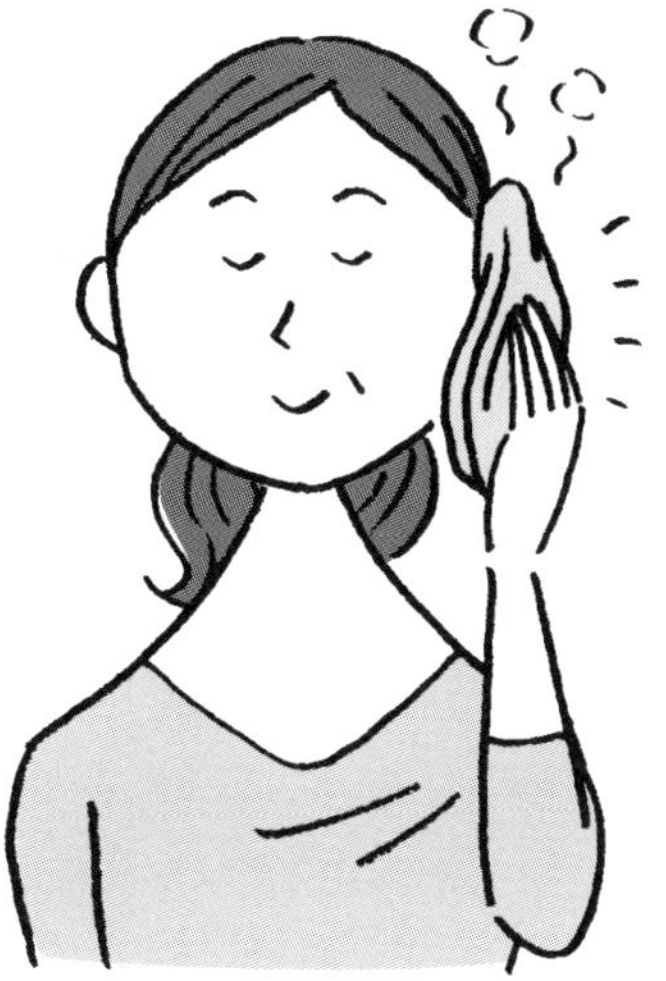

常に外気にさらされている耳は冷えやすい部位です。夏でもクーラーがあたり、気づかないうちに冷えています。

朝、顔を洗うときや帰宅後にホットタオルで耳をあたためましょう。水でぬらしたタオルを電子レンジであたためたものを使うと便利です。タオルをあてながら、耳をまわすようにマッサージすると、さらにめぐりがよくなります。

冬の外出には帽子やマフラー、イヤーマフを使って寒さ対策をしてください。

耳ツボ刺激でめぐりをよくする

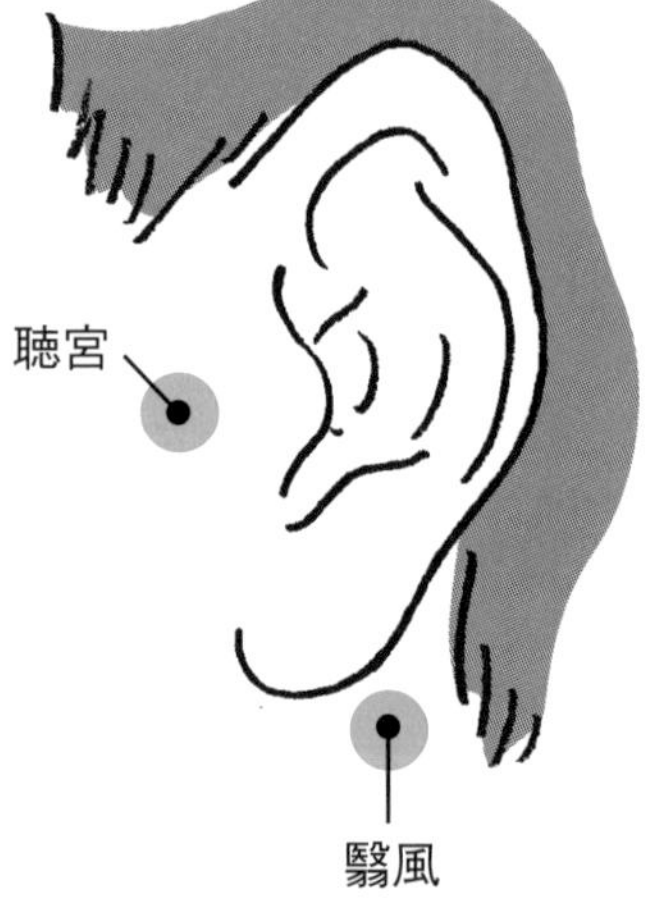

東洋医学では耳は全身の縮図と考えるそうで、ツボは約110もあるそうです。耳たぶは脳に直結するツボが集中しているため、耳たぶを軽く引っ張ったりもんだりするだけで、脳の血流を改善する効果が期待できます。

耳の不調を緩和するツボを二つ紹介します。**「翳風《えいふう》」**は耳たぶの後ろにあるくぼんだあたり、**「聴宮《ちょうきゅう》」**は、耳の前の出っ張りにあり、口を開けたときにくぼむところです。指の腹で垂直にじんわりと押すのがコツです。

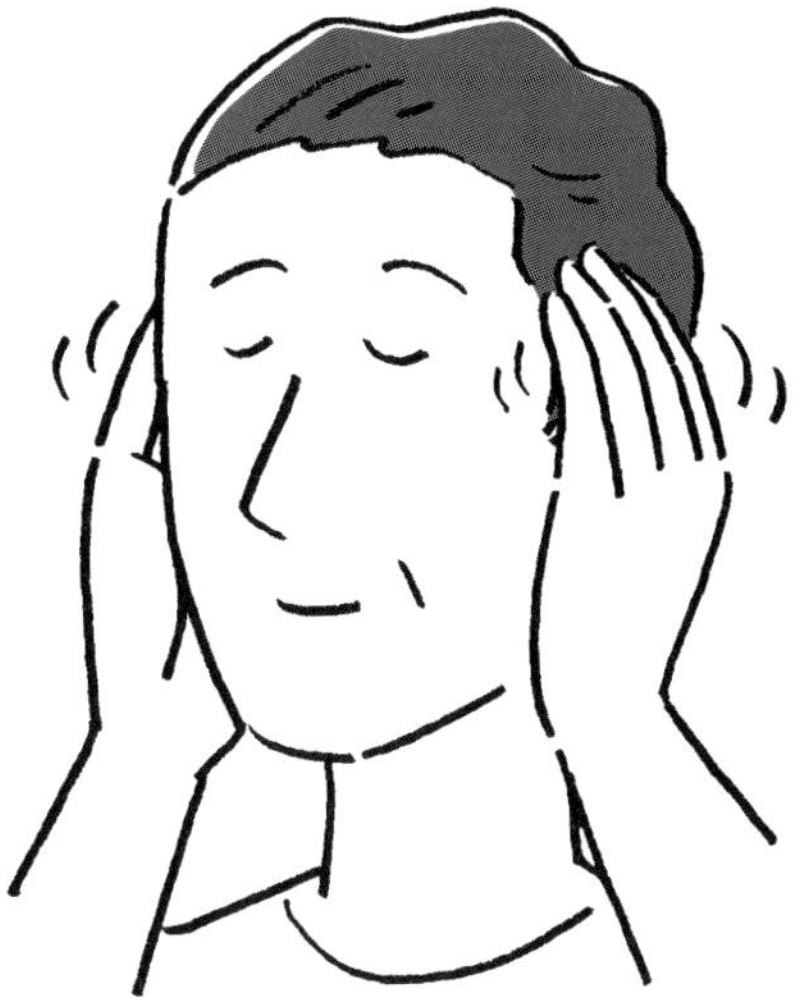

側頭部のこりをほぐす

耳は自分の意思で動かすことは難しいのですが、筋肉がついていて頭や首とつながっています。パソコンやデスクワークが長時間続くと、目から側頭部がこり、耳のまわりの筋肉も緊張するのです。筋肉の緊張は血行不良を招きますので、聴こえにくさにもつながります。

カチコチにこる前に、日ごろから側頭部をマッサージしましょう。こめかみから、耳上を中心に指の腹で頭皮をとらえ、ぐるぐると円を描くようにするとこりがほぐれます。

耳と脳のセルフケア 5

お風呂で体の芯からあたたまる

冷えからくる血行不良を改善

第2章で「お風呂でひとりカラオケ」を推奨しましたが、歌を歌わなくてもお風呂にゆっくり入るだけで、**体があたたまり内耳の血行促進につながります。**普段、シャワーだけの人も、週に2～3回でもいいのでお風呂につかり、体の芯からあたたまるようにしてください。

38～40℃のぬるめのお湯につかると、副交感神経が優位になり、リラックスできます。「あー、気持ちいい」と感じるくらいの湯加減がいいでしょう。熱いお風呂に入ると交感神経が優位になり、血圧が上がる場合も。また、脳が興奮状態になるので、寝る前はおすすめできません。ゆったりとした気分で1日の疲れを癒やすことで、耳と脳がリラックスするのです。

代謝がよくなる入浴中にツボ押しをしてもいいでしょう。足のマッサージもおすすめです。ふくらはぎをもむと血流がよくなるので、試してみてください。

高血圧の方は、脱衣所やお風呂場をあたためておき、ぬるめのお湯に入りましょう。肩までつからずに半身浴で負担を軽減してください。

お風呂に入るとたくさん汗をかくため、入浴後はコップ1杯程度の水を飲みましょう。代謝を促し、血流もよくなりますよ。

古くから「冷えは万病のもと」といわれますが、耳も例外ではありません。年を重ねるとお風呂に入るのが面倒になる人が増えます。活動量が減り、汗をかかなくなるのでお風呂に入りたい気持ちがわかないのかもしれません。しかし、**シニア世代は熱をつくる機能が低下しているので、冷えやすくなっています。**体の芯からあたたまるお風呂は冷え対策にもってこい。好きな香りの入浴剤を入れるなどお風呂時間が楽しくなるような工夫をして、冷えから体を守りましょう。

耳と脳のセルフケア 6

質のいい睡眠をとろう

体の疲れをしっかり回復

寝る直前までスマートフォンで動画やＳＮＳのチェックをしている人も多くいるでしょう。また、テレビをつけたまま寝てしまう人も。どれも目だけでなく、脳と耳にも悪影響を及ぼします。

慢性的な睡眠不足は、日中の集中力や意欲の低下以外に、自律神経の乱れを引き起こし、血行不良や生活習慣病になるリスクを高めるといわれています。自律神経の乱れや血行不良が耳の機能低下にもつながるということは、何度もお伝えしてきましたね。寝る時間が短い、眠りが浅い人は耳鳴りや聴こえづらさを感じているかもしれません。寝ている間に分泌される成長ホルモンが、傷ついた細胞の修復をしてくれます。体を休ませ、回復させるには睡眠はとても大切なものなのです。

質のいい睡眠をとるためには、環境づくりが大切です。寝る2～3時間前に入浴をすませておくと、深部があたたまり入眠しやすくなります。

また、**耳のためにも静かな環境が必須。**大音量でテレビをつけたままでは、脳が刺激されなかなか寝つけなくなります。好きな音楽をかけたいところですが、気分が高揚し、逆効果。**音楽をかけるなら、ゆらぎのある自然音やヒーリング音楽**を小さな音で流すのがいいでしょう。

スマートフォンやパソコンのブルーライトを浴びると、脳が昼間だと錯覚して眠りを誘うメラトニンの分泌量が抑制され、目がさえてしまいます。眠りが浅い、寝つきが悪い人は、**寝る1～2時間前にはスマホを見るのをやめて、**ベッドや布団まわりに置かないようにしましょう。照明も明るすぎると昼間のように感じ、寝つきが悪くなります。寝具も質のいい睡眠をとるためには大切な要素です。枕の高さ、肌触り、吸湿性などの機能が自分にとって心地いいかを考えて選びましょう。

寝る前だけでなく、起きたときの行動も質のいい睡眠を得るために意識してください。起きたら、カーテンを開けて朝日を浴びましょう。体内時計がリセットされ、体のリズムが整います。幸せホルモンと呼ばれる「セロトニン」の分泌が促され、1日のやる気もわいてきます。

耳と脳のセルフケア
7

ラジオ体操で運動習慣をつける

いつまでも動ける体に!

年をとってからの運動不足は、肥満だけでなく足腰が弱くなり出不精になるきっかけに。人と会う機会が減ると会話が減り、聴く力が衰えていきます。また、筋力不足になると、血液を全身に送るポンプ機能も低下しますので、もちろん耳や脳への血流が悪くなり、聴こえにくさにつながります。さらに、高カロリーのものを好むのに、運動をしなければメタボリックシンドロームになり、血管の病気を併発しやすくなります。おすすめは1日30分の有酸素運動ですが、運動習慣がなかった人にはハードルが高いかもしれません。まずは楽しく体を動かすことからはじめましょう。

ラジオ体操は音を聴きながら体を動かすので、「聴力リセット」にはもってこいの運動です。「〇〇の運動」という声を聴き流さずに、意識して聴くことが大切です。ひとりで行うときは、一緒に声に出すのもいいですね。声を出すと、自然と自分の声が返ってきて聴くことができます。朗読と同じで、声に出して聴くことも聴力リセットのひとつです。

運動習慣がついたら、1日30分のウォーキングや、1分なわとびなどバリエーションを増やしていきましょう。そのとき、**体を動かしながら声を出すことを意識**してください。例えば、なわとびをしながら果物の名前を声に出す、ひとりしりとりをするといった頭で考えるもののほうが脳にも刺激が与えられ、認知症予防にもなります。

音を聴きながらの運動といえばダンスです。社交ダンスやフラダンスなどを趣味にしてもいいかもしれません。

筋肉は年々衰えていきます。耳のためだけでなく、いつまでもアクティブに動けるよう、適度な運動を心がけてください。下半身を強化すると血液や代謝アップになり、生活習慣病の予防にもつながります。

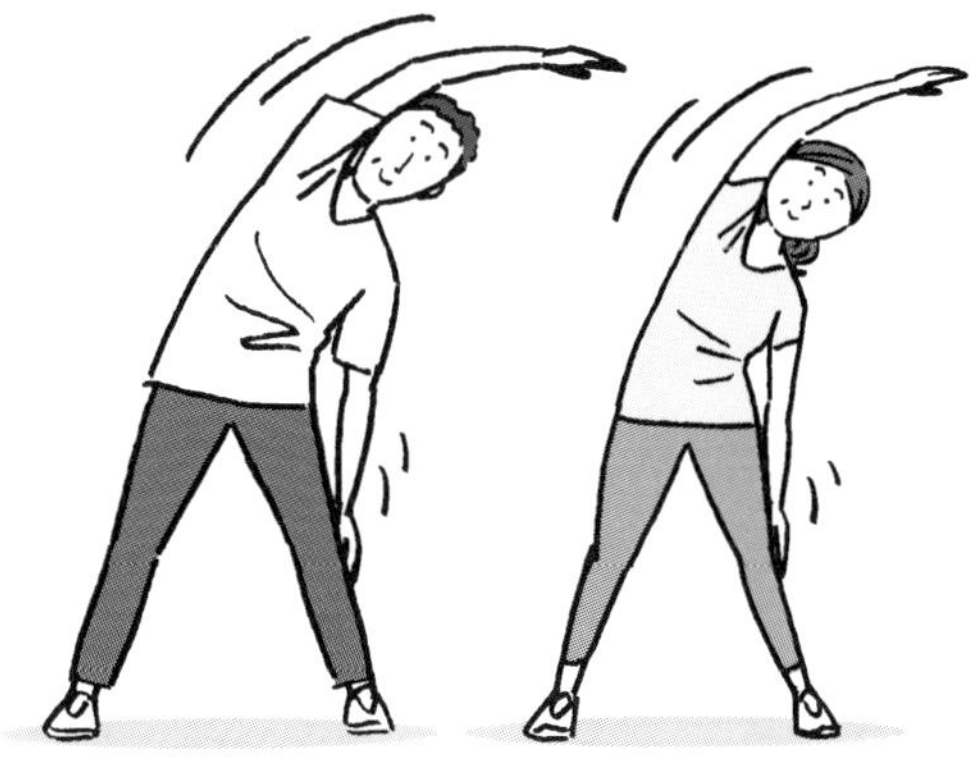

新しいコンテンツを活用して聴力リセットを

人は年齢を重ねるほど自分の好みにこだわり、新しいジャンルの音楽を開拓するのが面倒になりがちです。聴力リセットで聴いてほしい音のひとつ「聴き慣れない音」は、かなり意識しないと難しいものです。

そこで、おすすめしたいのが定額制（サブスクリプション）音楽配信サービスです。スマートフォンだけでなく、パソコンにも対応しているものが多いので、気軽に使えると思います。流行の音楽だけでなく、70年代、80年代の懐かしい音楽にもふれることができます。好きな曲を登録しておくと、別のアーティストや楽曲をおすすめしてくれるので、知らなかった曲との出会いもあります。マンネリ化した感覚を覚醒させ、耳と脳を活性化させるのに役立ちます。同じようなサービスで「オーディオブック」もおすすめです。声優やアナウンサーが書籍を朗読した「聴く本」のことです。無料トライアル期間があるので、試してみてはいかがでしょうか。

コロナ禍で遠く離れた家族と会う機会も減ったことでしょう。友人と気軽に会うこともできず、1日誰とも話すことがなかったという日もあるかもしれません。そんなときは、ビデオ通話やZoomなどのビデオチャットツールを使って、コミュニケーションを積極的にとりましょう。会話をすることも耳と脳にとてもいいことです。

スマートフォンやパソコンの操作は苦手という方も、新しいことに挑戦すれば脳が刺激され、耳へもいい影響を及ぼします。ぜひ、試してみてください。

第 4 章

耳のことを知りたいなら耳鼻咽喉科に行こう

「聴こえにくい」はわかりにくいからこそ定期的に検査を

加齢による難聴は進行がゆっくりなので、その聴こえ方に慣れてしまい日常生活に支障があまりないため気づきにくいのが特徴です。テレビやラジオの音が聴こえにくければボリュームを上げることもできますし、**多少聴こえが悪くても生活するうえで不便がなければそのままやり過ごしてしまいます。**また、コロナ禍で人と会う機会が減り、ひとり暮らしの高齢者は会話をすることが少なくなりました。そうすると、聴こえにくさにも気づきにくくなっています。

「聴こえ方」はご本人にしかわかりません。家族で「おばあちゃん、聴こえている？」とたずねたとして、少しでも聴こえていれば「聴こえてるよ！」と答えるでしょう。ただ、具体的な聴こえの度合いはわからないものです。聴こえにくいかもと思っていても、恥ずかしさから言い出せない場合もあります。耳鳴りがしている、耳がつまった感じがするといった違和感に対しても、時間がたてば治るだろうと考えてしまいますが、耳にとって危険なことです。

もし**耳の聴こえについて少しでも気になることがあったら、まず耳鼻咽喉科を受診しましょう。**この程度で病院に行くなんて大げさと放っておくのは、耳にとってとても危険です。完全に悪くなってしまう前に、少しでも聴こえ方に不安を感じた段階で受診したほうが、耳の機能低下を防ぐことができます。

難聴の原因は、耳あかや外耳炎、中耳炎といった聴こえの神経とは関係ない伝音難聴と、「突発性難聴」のように聴こえの神経に障害が出ている感音難聴に分けられます。突発性難聴の場合は発症してからできるだけ早く受診しないと、治癒率が下がる可能性があります。難聴になる原因によって治療がまったく異なるので、自己判断せず必ず受診しましょう。先述のように、聴力の低下はわかりにくいものです。少なくとも**1年に1回は健康診断で聴力検査を受けてください。**

耳鼻咽喉科の選ぶポイントについては１０６〜１０７ページにまとめましたので、参考にしてください。

加齢性難聴だけではない「聴こえにくい」病気に気をつけて

「聴こえにくさ」「聴こえが悪い」症状は、加齢性だけではなく、病気によるものも多くあります。ここでは難聴を起こす病気をいくつか紹介します。

慢《まん》性《せい》中《ちゅう》耳《じ》炎《えん》

鼻の細菌やウイルスが鼻の奥から中耳に入り、炎症を引き起こすのが急性中耳炎です。激しい痛みがあり、症状が進むと鼓膜が破れて耳から膿が出てくることもあります。慢性中耳炎の場合は、鼓膜が破れていても痛みがないため気づかないことがあります。破れた鼓膜は、手術などの治療によって閉じることができます。

メニエール病

聴こえにくさだけでなく、耳鳴りや耳のつまりを感じ、めまいをくり返す病気です。

内耳のリンパ液が過剰になりむくんだ状態になることで、症状があらわれます。初期の段階では低音が聴きにくくなります。30～40代の女性に多く、ストレスが関与していると考えられています。むくみをとるための利尿剤や、生活習慣の見直しで治療をすすめていきます。

耳《じ》硬《こう》化《か》症《しょう》

鼓膜の奥にある耳小骨のひとつ、アブミ骨がかたくなり、徐々に動きが悪くなることで難聴を引き起こす病気です。欧米人と比べると日本人で発症する率は低いものの、女性に多く見られます。思春期以降に発症し、まれにめまいを伴うことも。進行した場合は、動きが悪くなったアブミ骨を切除して再建することで、聴こえを改善します。

急《きゅう》性《せい》低《てい》音《おん》障《しょう》害《がい》型《がた》感《かん》音《おん》難《なん》聴《ちょう》

低音域が急に聴こえなくなる病気です。音がこもる、耳がつまる症状が多くみられ、自分では難聴と思わない方もいます。数日で治る場合もありますが、繰り返し発症し、なかなか治らないケースも。利尿剤やステロイド剤などを使って治療をします。

メガネをかけるように補聴器をつけよう

耳鼻科を受診して、補聴器をすすめられる場合があると思います。通常、視力が落ちたら、メガネやコンタクトレンズを使います。歯の場合も虫歯で歯を削ったらかぶせものをしますし、歯を失えば入れ歯を作ります。しかし、聴こえが悪くなったからといって、すぐに補聴器をつけようと考える人はあまりいません。「いや、まだ聴こえていますから」「年寄りっぽい感じがする」と、考える人が多いからです。

欧米では日本よりも補聴器をしている人の割合が高く、メガネをかけるのと同じ感覚で補聴器を使うことに抵抗がないようです。クリントン元大統領も51歳頃から補聴器を使用しています。欧米では高齢になる前から補聴器を使う人が珍しくないのです。

難聴者の割合は各国とも10％程度ですが、難聴者の補聴器の使用率は大きな差があります。２０１５年のジャパントラック調査によると、イギリス42・４％を最高に、一番低いアメリカでも30・２％ですが、日本は13・５％に過ぎません。逆にいうと、

各国の補聴器使用率

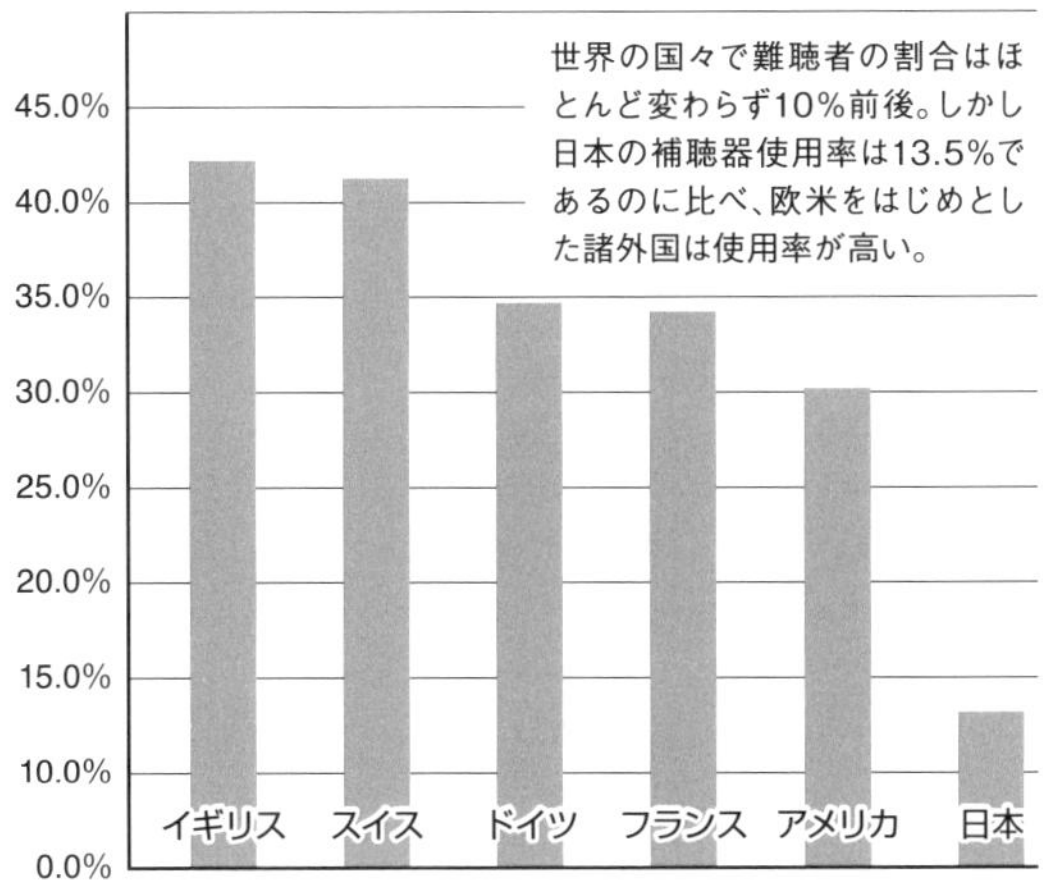

参考：一般社団法人 日本補聴器工業会

聴こえが悪いまま放置している人の数がそれだけ多いということです。難聴は認知症のリスク因子です。**聴こえにくいことを放置しておくことで、中年から認知症への道を進んでしまう人もいるわけです。**防げるかもしれないのに、もったいないですよね。

補聴器が必要なのか、装用して使えるのかについては実際に耳鼻咽喉科で詳しく検査して診断してもらう必要があります。検査結果によって、もし補聴器をすすめられたら、「まだ早いのでは」と簡単に否定しないでください。まずは補聴器を試して、新しい世界を体感してみることをおすすめします。

補聴器をつけることで認知症の症状が改善される

補聴器を使っている人のなかには、使用する前よりも「聴こえがよくなったように感じる」という人がいます。補聴器をつけていないときは、音の刺激をあまりキャッチできませんが、装着することで音の刺激が入ってきて感度が上がり、それによって耳も脳も鍛えられるからです。

そもそも、音が入力できないと、耳も脳も鍛えようがありません。補聴器は音を入力するために必要な道具です。**補聴器をつけていろいろな音がよく聴こえるようになれば、必然的に耳も脳も活性化するので**、「聴力リセット」の効果もアップします。補聴器をつけたからもう安心というわけではなく、聴こえるようになったからこそ、積極的に音を聴いて耳と脳を鍛えてほしいのです。

認知症と診断された人のなかには、耳が聴こえないからボケているように見えただけで、補聴器をつけてみると認知症ではなかったとわかる人もいます。質問にスムーズに答えられず、見当違いな答えばかりするので周囲が認知症を疑うケースもあるのです。しかし、補聴器をつけて聴こえるようになるとハキハキと答え、表情も明るくなる方もいらっしゃいます。コミュニケーションの大切さがわかりますね。また、軽度の認知症になっていたとしても、補聴器を使って会話が復活することによって認知症の進行が遅くなったり、コミュニケーション力が改善されることもあります。繰り返しになりますが、難聴は認知症の因子のひとつです。聴こえが改善されることにより、認知症リスクも低くなる可能性があります。補聴器を敬遠せず、シワをケアするアンチエイジングクリームのようにとらえてはいかがでしょうか。

認知症改善の理由

難聴

▼

補聴器をつけ、聴こえがよくなる

▼

耳と脳が活性化

▼

「聴力リセット」の効果アップ

▼

認知症の予防・改善

補聴器はプレゼントしないで。「補聴器外来」へ行こう

人生初の補聴器を購入する場合は、どこで買えばいいか迷う方が多いようですが、いきなり販売店には行かないでください。難聴の原因はさまざまですし、中耳炎などの影響で鼓膜や外耳道の処置や治療が必要なこともあります。本当に必要かという点も吟味しないといけませんので、まずは耳鼻咽喉科を受診しましょう。補聴器の販売店もいろいろありますので、**「認定補聴器技能者」がいる「認定補聴器専門店」**を選ぶようにしてください。できれば、**「補聴器外来」**で相談するのがいいですね。

補聴器は作ったら終わりではなく、購入した後も定期的な診察、聴力検査、そして調整が必要です。しばらく装用し、使用感や本人の能力向上に合わせて微調整を行うことで、自分にフィットするものになります。自分にぴったり合う補聴器を処方してもらうためには、**使う人のニーズを的確にとらえる耳鼻科医と、それに連携して補聴器を細かく調整してくれる補聴器技能者の技術力の両方が不可欠**です。

ある程度品質のいい補聴器の価格は十数万円以上しますが、高性能な補聴器を買っても、技術者がうまく調整できず、「雑音がうるさくて使えない」というのでは、意味がないし、お金がもったいないですよね。

「お父さんの聴こえが悪くなってきているから、補聴器をプレゼントしよう」。親孝行な娘さんや息子さんがご両親を喜ばせようと、サプライズで補聴器をプレゼントされる場合があります。補聴器は後からその人に合わせて調整できますが、一方的にプレゼントするのはおすすめしません。

なぜなら、お年寄りは聴こえないことに対して強いコンプレックスを感じているからです。本人が欲しいと言っていないのに補聴器をプレゼントされると、「年寄り扱いされた」とネガティブにとらえられがちです。

それによって補聴器自体を毛嫌いするようになり、実際には補聴器をしなければならないほどの状態であっても、「補聴器なんてするもんか！」とムキになって拒絶するようになってしまいます。家族が「聴こえていないんだからつけなさい」と強制すれば、ますます意固地になって家族関係まで悪くなりかねません。

「耳鼻科の先生に相談してみよう」と、まずは耳鼻咽喉科の受診をすすめてください。家族から言われるのと、医師から言われるのでは効果が違うこともよくあります。検査を行って説明しながら「無料で体験できるみたいだから、ちょっと試してみたら?」とすすめると納得される場合もあります。家族に補聴器をすすめるときは、まず気軽に耳鼻咽喉科を受診してもらうようにしましょう。

補聴器の性能だけでなく、見た目も進化しています。目立たないものもありますし、カラフルでおしゃれなデザインのものもあり、だいぶネガティブな要素がなくなりました。耳鼻科医や補聴器技能者のアドバイスを受けながら、装着したらカッコいい、おしゃれと思える補聴器を選ぶのもいいかもしれません。

決して安くないものですので、きちんとした診断のもと購入をしてください。医師による診療や治療のために必要な補聴器の購入費は、医療費控除の対象になります。一般社団法人耳鼻咽喉科学会が認定した補聴器相談医に「補聴器適合に関する診療情報提供書(2018)」を作成してもらいましょう。

補聴器をつけるまでの流れ

耳鼻咽喉科を受診

▼

耳の診察、純音聴力検査と語音聴力検査で
補聴器が必要か診断

▼

補聴器外来、もしくは認定補聴器販売店へ

▼

言語聴覚士もしくは認定補聴器技能者による
補聴器の選定と調整

▼

補聴器を貸し出して、実際の環境での試聴

▼

必要な機能や値段などを検討し、
最終的にどの機種にするか決める

▼

耳鼻科で補聴器適合検査を受けて
補聴効果を確認して、購入

▼

補聴器に慣れるまでの３～６カ月くらいは疲れたり、
うるさく感じやすい時期だが、乗り切って

▼

購入後も効果が安定するまでは定期的に
調整と耳鼻科受診が必要

聴こえるようになると生活がイキイキする！

難聴で聴こえが悪くなると、周囲とコミュニケーションがとりにくくなって、自分に自信が持てなくなり、だんだんと気持ちが沈んでうつ症状になりがちです。

全米高齢者問題協議会が４０００人の難聴者に対して２０００年に実施した調査によると、**難聴で補聴器をつけていない人は、高い確率でうつ病などの疾患を発症しやすいことが判明**したそうです。ここでは、補聴器を使って聴こえを取り戻した方たちの例をご紹介します。

70代後半のAさんは、娘さんに連れられてしぶしぶ来院されたのですが、うつむきがちでとても暗い表情をなさっていました。娘さんによると、Aさんの聴こえが悪いことから家族と会話がまったく成り立たず、ご家族も苦労されているというお話でした。検査をして補聴器をおすすめしましたが、Aさんご自身はあまりやる気がなさそうな様子でした。

ところが補聴器を貸し出して二度目に来院されたとき、Ａさんは別人のように顔つきが変わって明るくなっていました。Ａさんは補聴器をして聴こえがよくなったことで、以前のように家族と会話できるようになったと喜んでいました。**聴こえがよくなるだけで、自分も家族も気持ちが明るくなり、人生の幸福度が上がる**のです。

バードウォッチングが趣味の70代男性Ｂさんも、来院されたときは笑顔もなく、元気がない様子でした。「最近は鳥が減ってきて、鳴き声が全然聴こえないから、外に出かける気がしない」とこぼすＢさんの表情がとても寂しそうに見えました。

加齢とともに高音が徐々に聞こえなくなると、鳥のさえずりのよう音が聴き取りにくくなってしまうのは自然なことです。そこで高音が聴き取れるようにＢさんに補聴器をお貸ししました。すると、次に来院されたときに笑顔でこうおっしゃいました。

「野鳥を見かけなくなったと思っていたけれど、鳥の声が聴こえるようになったら、前のようにちゃんと見つけられるようになりましたよ！」。Ｂさんはバードウォッチングを楽しむために、再び野山を元気に歩き回るようになったそうです。

耳は50代あたりから悪くなっていきます。働き盛りで、まだまだ大丈夫と思っている人も多いのですが、なかには補聴器が必要になるケースもあるのです。

50代前半のDさんは、健康診断の聴力検査で何度か「要精査」と指摘されて来院されました。

「仕事で接客するとき、マスクやアクリル板越しだと少し聴きづらく、会議中に声の小さい人の発言がよく聴こえないこともあるけど、なんとなく話の前後の流れで理解できますからね。家族と話していて聴こえにくいときは、いちいち聴き直すのも面倒だから適当に聴き流しています。その程度なので、特に困ってはいません」

問診のときに、Dさんはそうおっしゃっていました。

ところが、検査を行ったところ、Dさんの聴力は中等度の難聴となっていました。この状態だとかなり集中して聴いていないと会話の理解が難しい、というレベルです。ただ、言葉の聴き取りの検査結果は良好だったので、補聴器で音を大きくしてあげれば、ほぼ100％聴き取れる状態でした。

そこで私が補聴器の使用をおすすめすると、Dさんは「えっ補聴器⁉」と驚かれましたが、まずは試してみようということで補聴器外来から補聴器の貸し出しを行いました。次に受診されたときの第一声は、「とてもいいです！　接客がとても楽になって自信が持てるようになりました！」と、喜んでいらっしゃいました。

その後も職場やご自宅で使用した感想やよく聴こえた音、聴き取りづらかった音、補聴器に記録される周囲の環境音などを分析し、よりDさんに合うように調整をくり返しました。その結果、最初は戸惑っていたDさんも、今は補聴器を愛用しています。「世の中にはこんなにいろいろな音があふれていることに驚きました。好きな音楽もじっくり深く聴けるようになりました。こんなことならもっと早く補聴器をつけていればよかったです！」と、おっしゃっていたのが印象的です。

このように、補聴器をすることで耳の聴こえがよくなると、耳も脳も活性化するのはもちろん、気持ちも明るくなって積極的に外に出るようになります。**聴こえの悪さが改善され、外出の機会が増えると足腰の衰えからくる認知症リスクも軽減できます。**年齢を問わず補聴器が世界を広げることもあるので、「補聴器は老人や高度の難聴の人のつけるもので、自分とは関係がない」と考えず、専門医に相談しましょう。

いい耳鼻咽喉科選びのポイント

インターネット上の口コミ情報は参考になりますが、必ずしも確かな情報とは限りません。まずその病院のホームページを必ずチェックしましょう。どんなことを確認すればいいかをご紹介します。ひとつでも多く該当する病院を選んでください。

1 耳鼻咽喉科専門医を選ぶ

専門医でなくても「○○科」と標榜《ひょうぼう》することができるので、日本耳鼻咽喉科学会認定専門医を持っていることを確認しましょう。また、耳鼻咽喉科の医師にも耳、鼻、喉、音声、腫瘍など各種専門があります。耳の聴こえが気になる場合は、聴覚関連の聴覚医学会や耳科学会といった学会に所属している先生を選ぶのがポイントです。

2 検査機器が充実している

防音性能を持つ聴力検査室や、純音聴力検査、内耳機能検査など、設備が充実していて、検査方法が多岐にわたるところを選びましょう。検査機器の充実していないクリニックでは、自院で検査しきれないので大学病院等に送らざるを得ません。検査をする人の技術力も重要。「臨床検査技師」「言語聴覚士」などの資格を持っていて、日本聴覚医学会主催の聴力測定技術講習会を修了していると信頼度が高いです。ホームページに「資格のある技師が検査します」と書いてあるか、クリニックに日本聴覚医学会主催の聴力測定技術講習の修了書が貼ってあるかを確認しましょう。

3 検査結果を詳しく説明してくれる

医師が患者さんの話をしっかり聴いて、丁寧に診察したうえで必要な検査を行い、検査結果や治療方針を詳しく説明するのは当然のこと。薬を出すだけでなく、病気を治すための生活習慣の見直しについても指導してくれる医師は信頼できるでしょう。

4 補聴器外来がある

聴こえにくさで受診するなら、補聴器外来があると安心。もし補聴器が必要となった場合、検査結果を活かした補聴器のアドバイスを受けることができます。医師のプロフィールに「厚生労働省認定補聴器適合判定医」、「日本耳鼻咽喉科学会認定補聴器相談医」の資格があるか確認を。

鎌田實先生×八島隆敏 スペシャル対談

認知症にならないために、自分の耳をどう守り、活性化させるか？

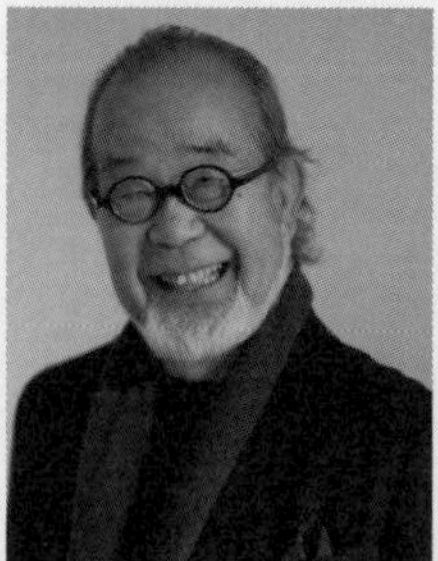

鎌田 實（かまた みのる）

東京医科歯科大学医学部卒業後、諏訪中央病院へ赴任。30代で院長となり赤字病院を再生し、地域包括ケアの先駆けを作った。チェルノブイリ、イラクへの国際医療支援、全国被災地支援にも力を注ぐ。現在、諏訪中央病院名誉院長、日本チェルノブイリ連帯基金理事長、日本イラクメディカルネット代表、地域包括ケア研究所所長。

『認知症にならない29の習慣』という本を書かれている鎌田實先生。認知症と難聴の関係を、内科医と耳鼻科医が熱いディスカッションをしました。

八島敏隆（以下、八島）　鎌田先生は普段のお仕事や生活の中で、耳の聴こえに変化を感じられることはありますか？

鎌田實先生（以下、鎌田）　普段、内科外来の患者さんの診察をしていて聴き取りにくいと感じることはありませんが、最近、がんの緩和ケア病棟の患者さんの発声が弱々しくて「ちょっと聴き取りにくいな……」と感じたことがあります。ただ、そうした患者さんに対して、「もっと大きな声で話してください」というわけにもいきませんからね。

八島　通常の診察で患者さんと対面で話されるときは、50デシベル（デシベル：音の強弱を表す単位）ぐらいなのでよく聴こえると思います。でも緩和ケア病棟に入院されている末期がんの患者さんのように発声が弱くなっている場合は30デシベルぐらいのヒソヒソ声になるので、どうしても聴き取りにくくなってしまいます。

鎌田　テレビの音量も、以前は18ぐらいのボリュームで聴こえたのに、最近は22ぐらいに上げて聴くようになりました。

八島　テレビは番組によっても聴こえ方が違ってきます。たとえばニュース番組のアナウンサーの声はボリュームが18でもクリアに聴こえるかもしれません。しかし、バラエティ番組やドラマで周囲にザワザワと雑音がある場合は、ボリュームが22でも聴き取りにくくなる可能性があります。

「耳の聴こえが悪くなると、雑音の多いところではうまく聴き取れません」——八島

八島　聴力が十分にあれば、雑音などがあるなかでも聴き分けることができますが、加齢による難聴が進んでくると、聴き取ることが難しくなります。特に高音が聴こえにくくなるので、「さしすせそ」や「ぱぴぷぺぽ」といった高い音を含んだ言葉は聴き間違えることが多くなります。

鎌田　なるほど、そうした音が聴こえないことは耳が衰えている気づきのひとつになるわけですね。

八島　蚊のプーンという羽音の「モスキート音」も、約1万5千～2万ヘルツ（ヘルツ：音の高低を表す周波数の単位）の非常に高い音なので、10～20代の若い人には普通に聴こえますが、加齢とともに耳が衰えると聴こえなくなります。こうしたモス

キート音のような高音から徐々に聴こえなくなり、60代以上になると人の話し声に多い中音域や低音もどんどん聴き取りにくくなっていきます。

鎌田　ということは、男性の低い声より女性の高い声のほうが先に聴き取れなくなるわけですね。

八島　はい、聴こえが悪くなると若い女性や子どものかん高い声はもちろん、男性の低い声でも滑舌がよくない場合は聴き取るのが困難になります。

「認知症予防のために、耳の聴こえの悪い患者さんにどんなアドバイスをすべき？」——鎌田

鎌田　「ランセット」の論文に、予防可能な認知症の最大の危険因子が難聴だと書かれていて驚きました。私が２０２０年に出した『図解　鎌田實医師が実践している認知症にならない29の習慣』でも、加齢性難聴は認知症のリスクが高まることに触れています。その中で、耳の聴こえの悪さを感じている患者さんに耳鼻科受診をすすめたり、必要に応じて補聴器を検討することをおすすめしています。ただ、耳鼻科で耳あ

かを取ってもらうことで難聴が治ることがあるというデータがある一方、アメリカでは耳あかは自然に落ちるものであり、外耳道炎を起こす可能性もあるから取らないほうがいいという説もあったりもしますよね。耳の聴こえが悪くなったとき、単に耳あかを取ればいいのか、補聴器まで検討すべきなのか、認知症予防も含めて他にもっとできることがあるのか。内科医としてどんなアドバイスをしたらいいのでしょう?

八島　聴こえの悪さを感じたときは原因を調べる必要があるので、まず耳鼻科を受診することが大切です。「耳あか」が原因のこともありますが、そのほかの原因があることも多いのです。鎌田先生のように患者さんに耳鼻科の受診をおすすめいただけるといいのですが、日本では専門外だと「少しぐらい聴こえなくても問題ない。年だから仕方がない」とお考えの先生も少なくないのが実情です。本書では、耳鼻科を受診するだけでなく、「ランセット」の論文で指摘されているような難聴と認知症の関係に着目し、誰でも簡単に耳を鍛えて認知症を予防する「聴力リセット」の方法をアドバイスしています。

鎌田　社会参加が減ると、認知症の原因になるたんぱく質の一種アミロイドベータが増えるという研究データがありますね。また、聴力の衰えを放っておくと聴くことだけでいっぱいになり、それを脳で判断する余力がなくなってしまう。それで認知負荷がかかりすぎて認知機能が落ちてしまうことで認知症になるリスクが高まるという仮説もありますね。

八島　聴こえが悪くなれば、社会参加も減って引きこもりがちになるので、会話もなくなって楽しみも減ります。それによって脳への刺激も減るので、認知症のリスクが高まると考えられます。一般に、聴覚、視覚、嗅覚、触覚、味覚という五感の中で、人間の場合は視覚情報に頼ることが多いので、目が悪くなればすぐに気づきます。でも、徐々に聴こえなくなる老人性の難聴の場合は、少しずつボリュームが絞られていくような感覚なので、なかなか気づくことができません。

目から入る情報だけでなく、耳から入る情報も私たちの脳を刺激しているので、耳から入る刺激が減れば、脳への刺激も減ってしまうということになります。「音がよく聴こえないと図書館みたいに静かでかえって心地いい」と言うお年寄りもいらっしゃいますが、日常的に小鳥のさえずりが聴こえなかったり、小雨の音が聴こえなくなったり、耳から入ってくる音の刺激が減ると、脳の認知機能も衰えやすくなってしまうんです。

「いろいろな音を聴くことで脳の分析力が上がり、聴こえがよくなります」——八島

鎌田　耳の聴こえが悪くなってきたと感じたとき、聴こえを少しでも改善するセルフケアの方法はありますか？

八島　音は耳から入って電気信号として脳の聴覚野に伝えられ、脳で自然音や言葉を聴き分けます。そのため、聴こえのよしあしは耳の機能だけでなく、音を聴き分ける脳の分析力に大きく左右されます。加齢による耳の機能の老化を元に戻すことはできませんが、いろいろな音を聴くことで脳の分析力を上げて聴こえをよくすることができます。本書でも、波音や雨音などの自然音をはじめ、生活音やクラシック、歌謡曲など、さまざまな音を聴くことで耳を鍛えて脳を活性化できる方法を紹介しています。

鎌田　僕の著書でも、聴覚が健康だと、風の音や波の音、雨だれ、焚き火の音などにも耳を傾けることができ、まったくの無音よりも集中力が高まって難聴予防にもいいということに触れています。僕自身もスマートフォンのアプリケーションでよくそうした音を聴いているんですが、気持ちよすぎてついウトウト居眠りしてしまうことが多くて（笑）。

八島　音を聴いてリラックスすることも耳

や脳のトレーニングに役立ちます。

鎌田先生は脳を活性化するには、いつもと違うことをすることが大事だと著書に書かれていましたよね。都市で生活していると、波音やせせらぎといった自然界の音になかなか触れられませんが、鎌田先生のようにアプリを利用して普段聴かないような自然界の音を積極的に聴かれるのは、脳を活性化するいい習慣だと思います。また、好きな音楽を聴いて楽しいと感じることも脳の活性化につながります。ちなみに鎌田先生はどんな音楽がお好きですか？

鎌田　私はジャズが好きで、サックス奏者の坂田明さんとＣＤを作ったりイベントをしたりもしています。85歳になってもジャズライブを楽しめるように、日ごろからスクワットやかかと落としをして鍛えているんですよ。

八島　スクワットをしながら音楽を聴かれたりもするのですか？

鎌田　毎回ではありませんが、たまに「ロッキーのテーマ」を聴きながら、ロッキーになったみたいな気分でスクワットをすることもあります。

八島　古い映画音楽や懐かしいメロディを聴くと、その時代の記憶がまざまざと蘇ってきて、自然と脳の活性化につながります。同時に体を動かすのもとてもいいですね。

鎌田　インターネット上には自然音や朗読の無料コンテンツがいろいろありますよ

ね。そうしたものを聴くのも耳や脳の活性化に役立つのですか？

八島　はい、そうした手近なものを利用してもいいと思います。聴くときは目を閉じて視覚情報を入れないようにすると、より耳に意識が集中します。言葉を目で追うのではなく、言葉を耳から入れて物語や情景を想像したり、「これは何の音だろう？」と推測することで耳や脳を活性化するのに役立ちます。スマートフォンで聴いても構いませんが、音質のいいスピーカーで聴くと、音の広がりや高低差などをよりじっくりと聴き分けることができます。

「読み聴かせたり歌ったり、演奏することも脳の活性化に役立ちますね」——鎌田

鎌田　私は絵本や紙芝居を作って子どもたちに読み聴かせをすることもあるのですが、自分の声を聴くことも耳や脳の活性化に役立ちますよね。

八島　日ごろから読み聴かせなどで自分の声の調子を聴き分けることも耳や脳の活性化につながりますね。耳の聴こえが悪い人は、自分の声もよく聴こえないので、必要以上に大きな声を出したりしますからね。子どもに読み聴かせる際に身振り手振りを

使ったり、声色を変えたりすることでも脳が活性化します。また、読み聴かせだけでなく、お風呂などでひとりカラオケを楽しむのも耳や脳の活性化に役立ちます。

鎌田　懐かしい曲を思い出して歌うのもいいですし、楽器を演奏したり、みんなで合唱や合奏をしたりして、複数のことを同時にする協調運動は脳を活性化させますね。

僕は日本で初めてデイケアを行ったのですが、そのときに高齢者が楽器演奏を楽しむ「老人楽団」というのを作ったんです。みんなで協力してひとつの音楽を演奏することで、自分の奏でる音と、人の奏でる音を自然に聴き比べたり合わせたりするので、脳を活性化するのに役立ったのではないかと思います。

「脳を活性化させる耳への刺激と休息。オンとオフの使い分けが大切です」――八島

八島　鎌田先生は全国で講演をされることも多いと思いますが、移動中に何か聴かれたりすることはありますか？

鎌田　コロナ禍以前は日本各地を講演に飛び回っていましたし、年に3〜4回はイラクの難民キャンプなどに訪れていたので、飛行機や新幹線の移動が多かったですね。

移動中はたいてい読書をしていますが、映画の論評の仕事も多いのでイヤフォンをして映画のＤＶＤを観ていることもあります。

八島　飛行機や新幹線の中というのは、ノイズが大きいので耳がとても疲れる環境なんです。しかもノイズがあると、映画を観たり音楽を聴いたりするときも音量を上げざるを得ないので、さらに耳に負担を与えてしまいます。でも、ノイズを抑えるノイズキャンセリング機能のついたヘッドフォンを装着すると、キーンというジェット音や、ゴーッという轟音などをかなりカットすることができます。音楽を聴いていないときにもノイズキャンセリングのヘッドフォンを装着したままでいると、乗り物に乗っているのを忘れるくらい静かに感じます。読書中や眠っているときも、ノイズが多いと耳も脳も疲れるので、耳栓ではなくノイズキャンセリング機能つきヘッドフォンをするのがおすすめです。

脳を活性化するためには、耳からの刺激が必要ですが、同時に耳を休める時間もまた必要です。オンとオフのメリハリを持たせることが大切だと思います。

鎌田　いろいろと勉強になりました。難聴も認知症も他人事ではありませんから、耳から脳を活性化していきたいですね。

巻末付録

聴力リセットにおすすめの音リスト

日本大学芸術学部音楽学科准教授である
三戸勇気先生のご協力のもと、
耳と脳をリフレッシュさせる音（P50－53）にあわせて
音楽をピックアップしました。
日常で聴くことが減った自然音や生活音も
QR コードを読み込むことで、気軽に聴くことができます。
何から聴こうか悩んでいる人は、
まずこのリストを見ながら聴力リセットにトライしてください。

自然音・生活音

普段は聴き流している音や、都会にいて聴くことができない自然音を用意しました。
耳をすませて聴くことで、ストレス解消にもつながります。

田舎の虫の声

里山の草原から響いてくる鈴虫やコオロギの美しい鳴き声に耳をそばだてて。

包丁で食材を刻む音

「トントントン」とテンポよく野菜を刻む音はリズムにのって聴くのがおすすめ。

鐘の音

静寂のなかで「ゴーン」と響きわたる音。しだいに小さくなり、聴こえなくなるまで余韻を楽しんで。

時計の音

秒針が規則正しく時を刻む音。普段は聴き流していることが多いので意識してみて。

風鈴の音

急に音が強くなったり、無音になったり、風の強弱によって変化する音を追うことがポイント。

波の音

砂浜に寝そべっているような気分で、波音の高低差を意識して聴いてみて。

雨の音

天から降りそそぐ無数の雨だれが、木々の葉や地面に落ちてはじける音を意識。

温泉の音

山あいの露天風呂につかっているようなリラックスした気分で、耳を傾ける。

たき火の音

炎のゆらめきを思い浮かべながらゆらぎを感じる音を聴いてみましょう。

小川のせせらぎと鳥のさえずり

田舎ののどかな情景をイメージし、音の高低差や広がりを感じてください。

音域が広い音楽

加齢による聴こえの悪さは高音域からはじまります。聴こえのチェックをかねて音域の広い音楽を聴いてみましょう。音のボリュームが物足りないと感じたら要注意です。

クラシック

『ラ・ボエーム』より「Che gelida manina（冷たき手を）」　プッチーニ

男性テノールの力強い歌声の強弱、ビブラートを注意して聴いて。

「ピアノ協奏曲第3番」
ラフマニノフ

ドラマティックな曲想、豊かな旋律、ピアニストの高い表現力が聴きどころ。

「Popoli di Tessaglia... Io mon chiedi, eterni Dei", K. 316」
モーツァルト

モーツァルトならではの音域の広さと、女性ソプラノの豊かな高音を堪能。

洋楽

「Emotions」
マライア・キャリー

軽快なディスコサウンドに超高音ボイスが特徴的。

「Sugar」　マルーン5

サビの高音が気持ちよく感じられる曲。

「Colors」　ニコーラ・セッダ

ホイッスルボイスを持つ男性歌手の曲。奥行きもあり、3Dの歌声。

J-POP・歌謡曲

「ロマンスの神様」　広瀬香美

サビに入る前の語りっぽいところから注意深く聴きこんで。

「Flavor Of Life」
宇多田ヒカル

高低差のある声が効果的。耳をすましてウィスパーボイスをしっかり聴いて。

「あなたのキスを数えましょう」
小柳ゆき

パワフルに歌い上げるボーカルが魅力。音と歌詞が聴き取りやすい曲。

「Jupiter」　平原綾香

壮大な曲調に透明感とのびのいい歌声がマッチ。響く低音をよく聴いてみて。

「恋のダイヤル6700」
フィンガー5

変声期前ののびやかなハイトーンボイスを堪能。

テンポが速い音楽

年を重ねると早口で話されるとわからないことが増えます。言葉と音楽では異なりますが、テンポが速い音楽を聴くことで聴き取りの訓練につながります。

クラシック

「革命のエチュード」　ショパン

メリハリのあるドラマティックなメロディが印象的。

「ハンガリー舞曲 第5番」 ブラームス

アップテンポとスローなパートのメリハリあり。

「天国と地獄」 オッフェンバック

運動会でおなじみの曲。

「剣の舞」　ハチャトゥリアン

木琴の速いリズムが心地いい。

洋楽

「Runaway Baby」 ブルーノ・マーズ

ドラムとベースの小気味いいリズムに思わず体が動き出す。

「I'm Still Standing」 エルトン・ジョン

映画「Sing」でも使われた曲。テンポはいいが速すぎず、ノリやすい。

J-POP・歌謡曲

「紅」　X JAPAN

メロディアスなバラードから、激しいドラムとハイトーンのボーカルの絡み合いが印象的。

「ともに」　WANIMA

バンドサウンドに元気のいいボーカル。ノリのいいテンポで体が自然と動く。

「NIPPON」　椎名林檎

テンポの速いメロディに早口言葉のように歌詞をつめ込んだ歌。

「お祭りマンボ」　美空ひばり

威勢の良いかけ声とリズムが気分を盛り上げてくれる。

「俺ら東京さ行ぐだ」　吉幾三

軽快な歌い出しと民謡調の節回しのサビまで変化する曲調にのって聴こう。

遠近感がある音楽

「遠近感」といわれるとわかりにくいかもしれませんが、音の大小や距離感を意識して聴くことが大切です。音が近づいてきたり、消えていったりを感じてください。

クラシック

「交響曲第9番『新世界より』第4楽章」　ドヴォルザーク

前半に1回だけシンバルの音が鳴り響く場所があるので、聴き逃さないで。

「魔王」　シューベルト

歌とピアノで魔王が迫るような押したり引いたりの表現をしている。

「Jaws」　ジョン・ウィリアムズ

映画「ジョーズ」のサウンドトラックとして有名な曲。

「ボレロ」　ラヴェル

最初から最後まで同じリズムで構成されているが、徐々に大きくなる音量に注目。

「バラード第2番」　ショパン

スローとアップテンポが入り交じり、その濃淡を楽しむことができる。

J-POP・歌謡曲

「海 その愛」　加山雄三

船が港を出て外洋の荒波にこぎ出していく様子を思い浮かべて聴いてみよう。

洋楽

「Where The Streets Have No Name」　U2

疾走感のあるイントロから聴きこんでほしい。

空間全体に広がりのある音楽

よーく耳を傾けると左右からくる音の違いが聴き分けられるようになります。オーケストラによるクラシックがわかりやすいですよ。左、右から聴こえる音を意識して。

クラシック

「惑星」　ホルスト

宇宙の広がりを感じる組曲。

『わが祖国』より「モルダウ」 スメタナ

雄大なモルダウ川の流れを彷彿するような広がりのある曲。

「ツァラトゥストラはかく語りき」 ヨハン・シュトラウス

映画「2001年宇宙の旅」に使用された曲。ダイナミックな演奏を堪能して。

洋楽

「My Heart Will Go On」 セリーヌ・ディオン

のびやかな歌声だけでなく、曲の冒頭に響く笛の音色にも耳をすませて。

「Time To Say Goodbye」 サラ・ブライトマン

デュエットバージョンとソロで聴き比べてみましょう。

「ユー・レイズ・ミー・アップ」 ケルティック・ウーマン

オーケストラをバックに響きわたるすんだ歌声が特徴。バイオリンのソロも必聴。

J-POP・歌謡曲

「リバーサイドホテル」 井上陽水

透明感のある歌声が広がり、光の陰影を感じる歌。

「everything」　MISIA

語りかけるような静かなはじまり。だんだんと盛り上がるサビの音の広がりに注目。

「地上の星」　中島みゆき

大地からわきあがってくるような力強いボーカルは必聴。

「そして僕は途方に暮れる」 大沢誉志幸

ハスキーボイスが哀愁をただよわせる。富良野や美瑛の風景を思い浮かべてみて。

ゆらぎを感じる音楽

リラックス効果があるので、「よし聴くぞ!」と意気込むよりは、耳を休ませるイメージで聴いてください。寝る前に聴くと、眠りにつきやすくなります。

クラシック

「月の光」 ドビュッシー

目を閉じて月明かりに照らされた幻想的な景色を思い浮かべて聴いてみよう。

「ジムノペディ」
エリック・サティ

ゆるやかなテンポと独特なピアノの旋律が耳に残る。水面を眺めているような落ち着きを感じる。

「亡き王女のためのパヴァーヌ」
ラヴェル

無音に近いパートと、力強く主旋律を奏でるパートのコントラストがいい。

洋楽

「Only Time」 エンヤ

ヒーリングミュージックとして用いられることが多い曲。透明感のある歌声にほれぼれ。

「青春の輝き／I Need To Be In Love」 カーペンターズ

淡く切ない恋心を透明感のある歌声で歌い上げる。

J-POP・歌謡曲

「瞳をとじて」 平井堅

語りかけるようなイントロから、切ない思いを歌いあげる歌声に聴き入って。

「ワダツミの木」 元ちとせ

奄美民謡歌手の独特な歌い方にゆらぎを感じる曲。強弱が立体的に聴こえる。

「愛燦燦《あいさんさん》」 美空ひばり

ビブラートのかかったサビの歌声にゆらぎを感じる。

「喝采」 ちあきなおみ

ドラマティックな歌詞と声量の強弱に耳をかたむけて。

「秋桜《コスモス》」 山口百恵

歌を引き立てる伴奏のメロディに注目して聴いてみて。

おわりに

日本にいる認知症予備軍（ＭＣＩ：軽度認知障害）は、約４００万人にのぼる（厚生労働省調べ）といわれています。また、２０２５年には65歳以上の５人に１人は認知症になると予測されています。

しかし、認知症が進む前に対処をすれば、認知機能が回復したり、認知症の発症を防げるといわれています。

本書で提唱している「聴力リセット」も、その一助になると私は確信しています。

耳の聴こえの衰えも、認知機能の衰えも、決して「老化だから仕方がない」とあきらめないでください。

「聴力リセット」は年齢を問わず誰でも簡単に実践できますし、通勤しながら、家事をしながら、散歩しながら……日々の生活の中で楽しみながら続けることができます。

それによって耳と脳が自然に鍛えられ、難聴＆認知症予防に役立ちますので、読者のみなさんも、ぜひ「聴力リセット」を日課にしていただけたらと思います。

末筆ながら、本書で対談にご出演いただいた医師の鎌田實先生、聴力リセットに役立つ音の選定にご協力いただいた日本大学芸術学部音楽学科准教授・三戸勇気先生に、この場を借りて改めて深くお礼申し上げます。

本書が日本の認知症予備軍を低減させる一助になることを心より願っています。

２０２１年10月
八島隆敏

八島隆敏（やしま・たかとし）

大森耳鼻咽喉科院長。医学博士。東京医科歯科大学耳鼻咽喉科臨床教授。日本耳鼻咽喉科学会認定専門医。厚生労働省認定補聴器適合医。日本耳鼻咽喉科学会認定補聴器相談医。大学では聴覚、平衡覚等の感覚器の研究をはじめ外来治療や教壇に立つ一方、開業医として日々現場で多くの方の耳のトラブルに向き合っている。これまで20万人以上を診てきた耳のプロ。専門は「聴覚医学」「めまい平衡医学」。

耳を鍛える新習慣　聞こえにくいなら聴きなさい

聴力リセット

2021年10月20日　第1刷発行

著　者　八島隆敏
発行者　大山邦興
発行所　株式会社 飛鳥新社
〒101-0003
東京都千代田区一ツ橋2－4－3　光文恒産ビル
電話 03-3263-7770（営業）03-3263-7773（編集）
http://www.asukashinsha.co.jp

装　丁　小口翔平＋奈良岡菜摘（tobufune）
本文デザイン　鈴木大輔 江﨑輝海（ソウルデザイン）
音楽監修　三戸勇気
イラスト　中村知史
図　版　林慎平
出版協力　天才工場
取材協力　轡田早月 宮下二葉
大川朋子 奥山典幸（マーベリック）
撮　影　廣江雅美
ヘアメイク　Yagi
モデル　MAO
編集協力　岩淵美樹

印刷・製本　中央精版印刷株式会社

ISBN 978-4-86410-742-6